www.**Insider-Heilverfahren**.com
Hochwertig wissenschaftliche Gesundheitsliteratur

Die Werke des Medizinmann-Autors
Christian Meyer-Esch

Herstellung und Verlag: BoD – Books on Demand, Norderstedt

ISBN: 9783754316504

Vorwort zur neuen Auflage 2021

Sehr geehrter Leser,

ich freue mich, Ihnen mit dieser neuen (mittlerweile vierten) Auflage, noch bessere Informationen bereitstellen zu können, die Ihnen eine Heilung gegen Krebs noch besser möglich machen. Einige Therapien sind komplett neu hinzugekommen, bisherige wurden aktualisiert. Aber es wurden auch einige Therapien herausgenommen, die zu teuer sind und zu denen es bislang zu wenig wissenschaftliche Beweise vorliegen, wie z.B. die Mistel-Therapie oder das „Vitamin B17". Zwar möchte ich meinen Lesern nicht vorschreiben, welche Therapien Sie nutzen können/sollen und welche nicht. Gleichwohl aber, ist es mir ein Anliegen, mit diesem Buch *keine* wirre Sammlung von Therapien anzubieten, sondern nur solche Therapien zu beschreiben, zu denen auch wirklich Heilerfolge vorliegen. Um es Ihnen so einfach wie möglich zu machen, habe ich zu diesem Zweck die Therapien ab sofort geordnet nach positiver Erfahrung:

- an **Menschen** *(diese sollten Sie bevorzugen!)*
- an **Tieren** *(können Sie optional hinzufügen)*
- im **Reagenzglas** *(können Sie als letztes hinzufügen)*

Ganz am Ende werden auch noch Therapien beschrieben, zu denen bislang keinerlei Wirknachweise vorhanden sind. Allerdings sind diese Therapien kostengünstig und unbedenklich, so dass ich sie dennoch mit aufgenommen habe. Dieser Ratgeber soll Ihnen einen schnellen Überblick über alternative Krebstherapien ermöglichen, mit allen wichtigen Informationen wie Dosierungs-Richtwerten, Studien, Erfahrungsberichten aus wissenschaftlichen Journalen, (monatliche) Kosten und Bezugsquellen. Kurzum: Alles, was jeder Krebspatient unbedingt wissen *muss*.

Auf die Frage, warum Ihr Arzt alternative Krebstherapien nicht empfiehlt, liegt daran, dass er sie nicht kennt und zudem sicher auch gar nicht kennen *soll*. Haben Sie gewusst, dass eine Chemotherapie bis zu 100.000,00 € pro Patient kostet? Und das bei einer Heilungschance von maximal 6%! Das sind die offiziellen Zahlen *(Meta-Analyse, Quelle **239**)* Es war vermutlich nie die Absicht der etablierten Schulmedizin Krebs zu heilen. Es geht um Geld. Um *sehr* viel Geld! Ihr Arzt kann nur das wiedergeben, was er selbst auf der Uni vermittelt bekam. Und wie Sie sicher wissen, werden dort keine Heilkräuter gelehrt, sondern Dinge, womit die Industrie richtig Kasse machen kann.

In den vergangenen Jahrzehnten gab es eine Reihe von Entdeckungen zur Krebsheilung wie Heilkräuter, Heilpilze, Heilpflanzen, aber auch technische Geräte und Chemikalien. Immer wieder kommt in den Mainstream-Medien der Vorwurf, dass zu diesen Mitteln keine wissenschaftlichen Studien vorliegen. Doch das ist eine Lüge! Es liegen sehr wohl Studien und sogar Fall-Berichte an Menschen vor. Wenn es jedoch um groß angelegte placebokontrollierte Doppelblindstudien an Menschen geht, hat die Medienlandschaft Recht. Solche Studien gibt es nicht. Was Ihnen die Mainstream-Medien aber verschweigen: Diese gibt es zur Chemotherapie auch nicht! Denn es wird bei Studien immer nur ein Chemotherapeutikum mit einem anderen verglichen und nicht gegen ein Placebo (wie es sich eigentlich gehört). Denn das wird als unethisch angesehen. Der wahre Grund dürfte aber eher finanzieller Natur sein.

Aus diesem Ratgeber können Sie sich nun die Therapien aussuchen, die Ihnen am meisten behagen. Es ist auch möglich alle miteinander zu kombinieren (jedoch nicht zeitgleich). Eine Therapie für 5 Euro/Monat muss nicht schlechter sein als eine für 1.000 Euro/Monat! Bevorzugen Sie zuerst die Therapien, zu denen Heilerfolge an Menschen vorliegen und dann erst diese, die zu Ihrer jeweiligen Krebsart passen. Siehe Kapitel „Welche Therapien gegen welche Krebsarten?".
Ich wünsche Ihnen nun viel Lese-Vergnügen und ggf. gute Besserung!

Herzlichst,
Ihr Christian Meyer-Esch

Einige meiner weiteren Bücher könnten Sie auch interessieren...

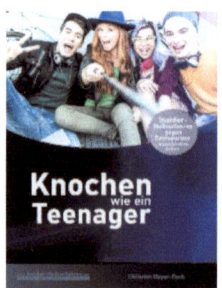

Knochen wie ein Teenager:
Insider-Heilverfahren gegen Osteoporose

Bei Osteoporose denken die meisten Menschen an Wechseljahre, Calcium- und Vitamin D-Mangel. In diesem Buch erfahren Sie, was die wirklichen Ursachen der Osteoporose sind. An welchen Stoffen es tatsächlich mangelt und warum Calcium-Mangel nur in seltenen Fällen die Ursache von Osteoporose ist.

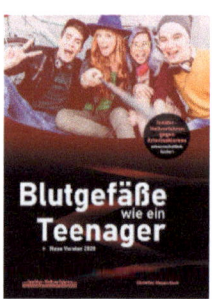

Blutgefäße wie ein Teenager:
Insider-Heilverfahren gegen Arteriosklerose

Sie erfahren Insider-Ursachen und Insider-Heilverfahren gegen Arteriosklerose, der Hauptursache von Herzinfarkt und Schlaganfall. Wissenschaftlich fundiert mit zahlreichen Studien-Quellen, erkläre ich Ihnen leicht verständlich, wie Arteriosklerose entsteht und wie Sie diese mit der Medizin aus der Natur (die auch den meisten Ärzten kaum bekannt sind) beseitigen können.

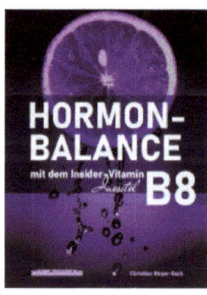

HORMON-BALANCE
mit dem Insider-Vitamin B8 Inositol

Der Hormonhaushalt einiger Menschen ist außer Kontrolle geraten. Zu viel oder zu wenig Testosteron und Östrogene können für eine Vielzahl verschiedener Erkrankungen verantwortlich sein. Was viele nicht wissen: Ein einfaches B-Vitamin, welches aus dem Vitamin-Katalog gestrichen wurde, kann sämtliche Hormone wieder ins Gleichgewicht bringen...

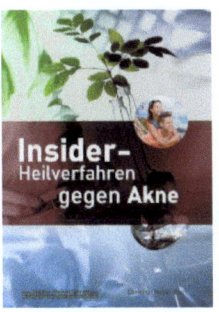

Insider-Heilverfahren gegen Akne

Schluss mit der ewigen Schmiererei! Akne kommt von innen! Hauterkrankungen wie Akne sind nicht nur unter jungen Erwachsenen (Jugendlichen) ein Problem. Es herrscht der weit verbreitete Irrglaube, es würde so etwas wie eine "Pubertäts-Akne" geben. Doch warum gibt es dann so viele Jugendliche, die keine Akne haben?

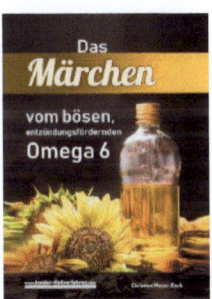

Das Märchen vom bösen, entzündungsfördernden Omega 6

Omega 3-Fettsäuren sind in aller Munde. Es wird der Anschein erweckt, als seien wir mit Omega 6 maßlos überversorgt und es würde lediglich an Omega 3 mangeln. Doch ganz so einfach ist es nicht. Omega 6 ist nicht gleich Omega 6! Denn essentiell ist nur die Linolsäure. Und diese kommt in der modernen westlichen Ernährung kaum vor...

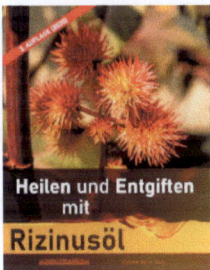

Heilen und Entgiften mit Rizinusöl

Rizinusöl kennen die meisten Menschen lediglich als Abführmittel. Doch bislang nur in Insider-Kreisen bekannt, ist die Tatsache, dass mit Hilfe von Rizinusöl bereits ein ganzes Dutzend Krankheiten geheilt wurden...

▶ **Diese Bücher und weitere, erhalten Sie in den stationären Buchhandlungen in Deutschland, Österreich und der Schweiz sowie in Online-Shops. Ausführliche Buch-Einblicke finden Sie auch auf meiner Webseite: www.Insider-Heilverfahren.com**

Was sind neutrale, oxidative und antioxidative Therapien?

Als Oxidation wird ein Vorgang bezeichnet, in dem Sauerstoffmoleküle ein Elektron verlieren und diese fehlenden Elektronen dann anderen Substanzen klauen. Diese holen sich das Elektron dann wieder von anderen Substanzen und so wird ein regelrechtes Feuerwerk an so genannten „freien Radikalen" ausgelöst. Es gibt Therapien, wie z.B. Chlordioxid oder die Ozon-Therapie, dessen Ziel es ist, diese Oxidation auszunutzen, um damit Krebszellen zu zerstören. Würde man diese mit Antioxidantien wie z.B. OPC kombinieren, würde eine Oxidation ausbleiben und damit das gewünschte Therapieziel. Sie sollten daher die Therapien, die als Oxidativ ausgewiesen sind, nicht mit Antioxidativen kombinieren. **Es sollte ein Abstand von mindestens 12 Std. zwischen oxidativen und antioxidativen Therapien eingehalten werden.** Bis auf wenige Ausnahmen sind die in diesem Buch beschriebenen Therapien jedoch fast alle antioxidativ. Neutrale Therapien können mit allen anderen kombiniert werden, ohne zeitlichen Abstand.

Was ist Krebs?

Die schulmedizinische Lehrmeinung und auch die der meisten Alternativmediziner, sieht Krebs als entartete Zellen, die sich immer weiter vermehren und auch in gesundes Gewebe eindringen und dieses zerstören. Krebszellen werden auch von jedem gesunden Menschen gebildet. Das Immunsystem jedoch vernichtet sie. Folglich kann man davon ausgehen, dass es sich bei Krebs um eine Art Immunschwäche handelt bzw. um einen Immun-Defekt. Z.B. aufgrund einer Vitamin D-Resistenz.

Ist es Zufall, an welcher Stelle Krebs ausbricht?

Den Beobachtungen zufolge bricht Krebs immer an der schwächsten Stelle aus. Wer z.B. Prostatakrebs bekommt, der wird auch vorher schon mit der Prostata Probleme gehabt haben bzw. gingen dem Prostatakrebs einige *Entzündungsprozesse* voraus. Bei Brustkrebs spielt der Jod-Mangel eine entscheidende Rolle. Denn das Brustgewebe ist ein Speicher für Jod. Fehlt es an Jod, kommt es zu Entzündungen und Neoplasien. Man weiß auch mittlerweile, dass toxische Stoffe in den meisten Fällen fettlöslich sind. Das würde erklären, warum z.B. Brustkrebs bei Frauen die häufigste Krebsart ist. Die Brust hat viel Fettgewebe. Und auch die Paracelsus-Klinik will durch Biopsien herausgefunden haben, dass sich im Brustgewebe von Brustkrebspatienten besonders viele Schwermetalle nachweisen lassen! Auch ist seit jüngster Zeit bekannt, dass es einen Zusammenhang gibt zwischen dem häufigen Benutzen von aluminiumhaltigen Deos und Brustkrebs. Was ebenso auf die Toxin-Theorie hindeutet. Es ist sicher auch kein Zufall, dass starke Raucher *ausgerechnet* Lungenkrebs bekommen.

Ursachen von Krebs

- **Sauerstoff-Mangel** der Zellen
- **Umweltgifte/Toxine** (Schwermetalle, Pestizide, Chemikalien)
- **Psychischer und seelischer Stress**
- **Vitamin A-Mangel**
- **Vitamin D-Mangel** und/oder Vitamin D-**Resistenz**
- *(und daraus resultierend ein Immun-Defekt / Krebszellen werden nicht mehr erkannt und vom Immunsystem vernichtet)*
- **Kalium-Mangel** (intrazelluläre Übersäuerung)
- **Jod-Mangel** (insbesondere bei Brustkrebs)
- **Melatonin-/Schlaf-Mangel** (unzureichende Zellregeneration)
- **Chronische Entzündungen**
- Evtl. **Bakterien, Viren, Pilze** und **Parasiten**

Einige gehen auch davon aus, dass Krebs zu 90% immer durch einen **psychischen Konflikt** ausgelöst wird. Stichwort **„Die 5 biologischen Naturgesetze"**. Sie besagt z.B., dass Mütter die Probleme mit ihren Kindern haben und diese Konflikte *plötzlich und unerwartet* stattfanden, an Brustkrebs erkranken. Bei Männern mit Problemen der Söhne soll Hodenkrebs entstehen. Ich persönlich halte diese These für durchaus realistisch. Allerdings hat es Konflikte immer schon gegeben. Krebs jedoch ist eine vergleichsweise „neumodische" Erkrankung! Noch vor 100 Jahren war Krebs nahezu unbekannt. Heute haben wir eine wahre Krebs-Epidemie. Und ich glaube nicht, das die Zahl der Konflikte zugenommen hat. Eher haben die *Umweltverschmutzungen* rasant zugenommen und es ist ja auch nicht von der Hand zu weisen, dass Krebs und Toxine in unmittelbarem Zusammenhang stehen. Wir wissen z.B., dass starke Gifte bei Tieren zu Krebs führen. Warum sollte das also bei Menschen nicht auch so sein? Dennoch spielt auch die Psyche eine große Rolle in der Entstehung von Krankheiten, das lässt sich nicht bestreiten. In jedem Fall wird der Faktor *Psyche* sowohl in der

Schulmedizin, als auch in der Alternativmedizin viel zu sehr unterschätzt. Wer sich über die 5 biologischen Naturgesetze näher informieren möchte, dem empfehle ich spezielle Literatur dazu. In diesem Buch soll es nun hauptsächlich um *materielle* Heilverfahren gehen. Denn auch sie haben ihre Daseinsberechtigung.

Noch vor 100 Jahren war Krebs eine seltene Erkrankung. Neben dem in den letzten Jahren entgleisten Natrium-Kalium-Verhältnis *(siehe Therapie "Kalium")*, haben sich im Laufe der Jahre auch die Umweltbelastungen erhöht. Denken Sie nur mal daran, dass es heutzutage kaum noch Obst gibt, dass *nicht* pestizidbelastet ist. Haben Sie noch Amalgam (giftiges Quecksilber!) im Mund? Blei im Leitungswasser, Schwermetalle in Fischen, chemische Stoffe aus Kaffeebechern... die Liste der toxischen Stoffe, die uns tagtäglich umgeben ist riesengroß! Bekannt ist auch, dass z.B. Leukämie häufiger vorkommt in Regionen, wo beschädigte Atomkraftwerke in der Nähe sind. Oder dass Menschen, die viel mit Pflanzenschutzmitteln (beruflich) zu tun hatten, deutlich häufiger an Krebs erkranken, als Personen, die nicht diesen Toxinen ausgesetzt waren. Ein Zusammenhang ist also mehr als offensichtlich und das bestätigen auch Studien. Auch die Paracelsus-Klinik berichtet, dass sie beispielsweise bei ihren Brustkrebspatienten Schwermetalle im Brustgewebe fanden - was dort selbstverständlich nichts zu suchen hat! Sie sehen also schon, dass eine gründliche Entgiftung die Basis und Grundlage jeglicher Krebstherapie darstellen sollte.

Wo kommen die Schwermetalle her?

Cadmium im Getreide: Auf den Böden der Landwirtschaft lagert massenweise Cadmium. Weizen, Roggen und Reis sind besonders belastet. Vor allem in den äußeren Schichten des Korns reichert sich Cadmium an, weshalb der Gehalt in Weizenkleie besonders hoch ist. Der Cadmium-Gehalt in Roggen, Gerste und Hafer ist etwas geringer. Eine Vergiftung mit Cadmium wird mit einem erhöhten Krebs- und Osteoporose-Risiko und auch mit Nierenschäden verbunden *(Studien 600, 601)*.

Blei im Leitungswasser: Zwar gibt es für das Leitungswasser gesetzlich vorgeschriebene Grenzwerte bei Schwermetallen. Doch die Wasserwerke sind nur bis zum Ende ihres Verteilungsnetzes verpflichtet, die Einhaltung der Grenzwerte zu gewährleisten. Bis Mitte der 70er Jahre wurden in Deutschland oft Wasserrohre aus Blei verlegt. Auch heute noch befinden sich zahlreiche Bauten mit Bleirohren, die sich im Trinkwasser anreichern. Die Ansammlung von Blei führt zu verschiedenen schädlichen Wirkungen auf das zentrale Nervensystem, vor allem durch erhöhten oxidativen Stress *(Studie 602)*. Blei wird zu 90% in Knochen und Zähnen angereichert.

Blei und Cadmium in Kakao und Schokolade: In einer Studie wurde die durchschnittliche Bleikonzentration von Kakaobohnen untersucht. Diese betrug $\leq$ 0,5 ng / g, was einer der niedrigsten Werte für eine natürliche Nahrung ist. Im Gegensatz dazu waren die Bleikonzentrationen der hergestellten Kakao- und Schokoladenerzeugnisse mit 230 bzw. 70 ng / g extrem hoch. Eine Quelle der Kontamination der fertigen Produkte wird vorläufig auf atmosphärische Emissionen von bleihaltigem Benzin zurückgeführt, das in Nigeria noch verwendet wird *(Studie 603)*. Die Ansammlung von Blei führt zu verschiedenen schädlichen Wirkungen auf das zentrale Nervensystem, vor allem durch erhöhten oxidativen Stress

(Studie 602). Blei wird zu 90% in Knochen und Zähnen angereichert. Viele Kakaosorten stammen zudem aus Anbaugebieten in Lateinamerika, deren Böden von Natur aus hohe Cadmiumgehalte aufweisen. Dieses giftige Metall wird durch die Pflanze aufgenommen und gelangt somit in die Frucht. Einige Kakao-Sorten enthalten daher auch erhöhte Cadmium-Werte.

Quecksilber in Fischen & Meeresfrüchten: Meere und Flüsse weisen (je nach Belastung mit Abwässern) eine relativ hohe Belastung mit Quecksilber auf. Fische und Meeresfrüchte wie Muscheln gelten als belastete Lebensmittel. Dabei hängt die Menge von Alter und Art der Fische und dem Verschmutzungsgrad der Gewässer ab. Aber auch bei Fischen, die in Aquakultur gezüchtet wurden, finden sich erhöhte Schwermetall-Werte, da dessen Tierfutter oft mit Quecksilber belastet ist.

Krebs sicher und ohne Nebenwirkungen diagnostizieren

Die schulmedizinischen Diagnosemethoden wie Mammographie und Computertomographie sind wahre **Strahlen-Bomben**. Gesund sind diese Strahlen nicht und man sollte diese nach Möglichkeit vermeiden. Die einzigen Diagnose-Möglichkeiten die uns die Schulmedizin anbietet und die einigermaßen sicher und unbedenklich sind, ist die **Magnetresonanztomographie** und der **Ultraschall**. Naturheilkundlich ausgebildete Therapeuten können Krebs (angeblich *Jahre bevor* die Krankheit zum Ausbruch kommt) über die **Dunkelfeldmikroskopie** erkennen. Prominenteste Heilpraktikerin auf diesem Gebiet ist Sabine Linek. Über sie gibt es auf youtube (Stichwort: *Sabine Linek*) sehr viele Sendungen. Sie ist eine der erfolgreichsten Heilpraktikerinnen in Deutschland mit mehreren Angestellten.

Krebs diagnostizieren kann man auch mit dem neuen **Nagalase-Bluttest** *(siehe "GcMAF-Therapie")*. Ist dieser negativ, kann <u>kein</u> Krebs vorliegen! Im Falle eines positiven Befundes kann allerdings auch eine andere Erkrankung, z.B. eine Autoimmunerkrankung für den erhöhten Wert verantwortlich sein. Leider gibt es nur wenige Labore in Deutschland, die so einen Test anbieten und natürlich wird er auch nicht von den Krankenkassen bezahlt, da es sich um einen Parameter handelt, der bislang nur in Insider-Kreisen bekannt ist.

Wenn das wirklich alles so gut wirken sollte, wüsste man doch längst davon! Oder etwa nicht?

Die meisten Menschen, die sich zum ersten Mal in ihrem Leben mit alternativen Heilmethoden beschäftigen und diese Fülle von Therapiemöglichkeiten lesen, fragen sich zu Recht: WARUM erzählt mir mein Arzt das nicht? Warum werden all diese Mittel nicht **standardmäßig** bei jedem Krebspatienten eingesetzt? Warum beschränkt sich die Schulmedizin auf einige wenige Medikamente, insbesondere der Chemo- und Strahlentherapie? Die Antwort ist ganz einfach: Krebs ist ein Milliardengeschäft! Und mit Naturheilmitteln, die man nicht patentieren kann, lässt sich kaum Geld verdienen. In der gesamten Medizin-Geschichte gibt es unzählige Fälle, wo gut wirksame Krebs-Mittel mit voller Absicht durch den Kakao gezogen und madig gemacht wurden und auch heute noch werden. Ja, die Mittel werden regelrecht unterdrückt! Der nette Arzt von nebenan kann da noch nicht mal was dafür. Er meint es wirklich gut und möchte Ihnen auch helfen. Doch sind ihm leider die Hände gebunden. Schließlich basierte seine Ausbildung rein auf dem Sektor der pharmazeutischen Industrie. Und nur diese entscheidet, was an den Universitäten gelehrt wird. Naturheilkunde und *ganzheitliche* Medizin war nicht Gegenstand seiner Ausbildung. Doch es gibt einige, wenige Ärzte die den Missstand erkannt haben und sich als Privat-Ärzte niedergelassen und sich auf ganzheitliche und biologische Krebstherapien spezialisiert haben.

Informationen zu Chemotherapie, Bestrahlung und Operation

Die Chemotherapie: Giftkur ohne Nutzen?

Es gibt eine Meta-Analyse *(Quelle: 239)* aus dem Jahre 2004. Laut ihr wird der Gesamtbeitrag adjuvant angewandter zytotoxischer Chemotherapien zur Fünf-Jahres-Überlebensrate bei Erwachsenen auf **2,3 Prozent** in Australien und **2,1 Prozent** in den USA geschätzt. Die Studie bestätigt jedoch auch, dass bei bestimmten Krebsarten wie z.B. Hodenkrebs, Lymphomen oder Gebärmutterhalskrebs, eine angewandte Chemotherapie eine um 10 bis 40 Prozent bessere Prognose bringt. Als diese Zahlen bekannt wurden, hat die Pharma-Lobby diese natürlich umgehend versucht zu beschönigen. Das Bemerkenswerte hierbei ist, dass man selbst *nach* Beschönigung auf **magere 6%** Heilungsrate kommt! Diese 6% betrifft leider die meisten Krebsarten wie Darmkrebs, Brustkrebs, Prostatakrebs, Lungenkrebs. Man darf natürlich nicht vergessen, dass eine Chemotherapie eine Therapie ist, die auch gesunde Zellen schädigt. *Jeder Gesunde, der sich einer Chemotherapie unterziehen würde, würde seine Chancen an Krebs zu erkranken signifikant erhöhen!* Wie kommt man also auf solch absurde Ideen, mit einer „Therapie" Krebs heilen zu wollen, die genau diese *auslöst*? In Anbetracht der Studienlage (Heilungswahrscheinlichkeit max. 6%), müsste man schon zu dem Schluss kommen, dass eine Chemotherapie deutlich mehr schadet als nützt. Einzig bei Hodenkrebs, Leukämie, Lymphomen und Gebärmutterhalskrebs ist die Heilungschance mit 10-40% *etwas* höher (was meiner Meinung nach aber immer noch viel zu gering ist).

Strahlentherapie: Risiko und Nutzen im Gleichgewicht?

Es gibt auch einige Hinweise dazu, dass Bestrahlung Schäden verursacht. Schätzungen zufolge entstehen in der Bevölkerung durch lebenslange diagnostische Bestrahlung bis zu 3,2 Prozent zusätzliche Krebserkrankungen. Zudem zeigte sich, dass eine einzige therapeutische Dosis Bestrahlung zu beträchtlichem Knochenabbau führen kann. Daraus können sich Jahre später Osteoporose (=Knochenabbau), Osteonekrose (=Gefäßverschluss im Knochen) oder Knochenkrebs entwickeln. Schon lange ist bekannt, dass der Einsatz ionisierender Strahlung genetische Schäden verursacht, die zur Zellentartung beitragen kann.

Operation: Risiko für Metastasen?

Einige Menschen glauben, dass, wenn ein Krebs beschnitten/operiert wird, das Risiko für Metastasen steigt. Zumindest bei Blasenkrebs-Operationen konnte aufgrund des erhöhten Drucks auf die Blutgefäße festgestellt werden, dass Tumorzellen in den Blutkreislauf während der Blasentumor-Resektion freigesetzt wurden *(Studie 237)*. Ob dies auch bei allen anderen Krebs-Operationen der Fall ist? Dazu liegen keine Studien vor. Den Erfahrungsberichten zufolge, kam es jedoch auch bei anderen Krebsarten nach einer Operation zu Metastasierungen.

Es folgen:

Therapien mit positiver Erfahrung an Menschen

Rotwurzel-Salbei (Danshen)

Danshen *(Salvia miltiorrhiza)* ist eines der am weitesten verbreiteten pflanzlichen Arzneimittel gegen zahlreiche Krankheiten in ganz Asien. Vor allem gegen Krebs und Arteriosklerose, die zu Herzinfarkt und Schlaganfall führen kann, gibt es zu diesem Heilkraut zahlreiche positive Studien. Forscher fanden heraus, dass Dihydroisotanshinon I (DT), eine reine Verbindung, die in Danshen vorhanden ist, das Wachstum von Krebszellen hemmen kann, einschließlich MCF-7-Zellen und MDA-MB-231-Zellen. Darüber hinaus induzierte der Rotwurzel-Salbei Apoptose und Ferroptose *(programmierter Zelltod, der von Eisen abhängig ist)*. In vivo-Studien verringerte es auch das Tumorvolumen ohne Nebenwirkungen signifikant: Mäusen mit Plattenepithelkarzinomen (Mundkrebs) wurden während eines 34-tägigen Injektionszeitraums mit Danshen-Alkoholextrakt behandelt. Im Vergleich zu Mäusen der Kontrollgruppe war das durchschnittliche Tumorwachstum bei Mäusen, die mit Danshen-Alkoholextrakt behandelt wurden, für die **Dosierungsgruppe 50 mg / kg um 39,9% und für die Dosierungsgruppe 100 mg / kg um 68,7% verringert** *(Studie 802)*. In einer groß angelegten Studie an tausenden von Frauen mit Brustkrebs in Taiwan über einen Zeitraum von zehn Jahren, war die Verwendung von **Danshen von mindestens 3 g am Tag in hohem Maße mit einer verringerten Mortalität verbunden** *(Studie 803)*. Die krebshemmenden Wirkungen wurden insbesondere festgestellt gegen Brustkrebs, Gebärmutterhalskrebs, Darmkrebs, Magenkrebs, Lungenkrebs, Prostatakrebs, Leukämie, Melanome, Leberkrebs, Eierstockkrebs und Mundkrebs. Im Gegensatz zu anderen Salbei-Arten wird bei dieser Heilpflanze ausschließlich die **Wurzel** verwendet. Die Inhaltsstoffe sind Flavonoide, Diterpene, Phenylpropane, Chinone, Lignane, Steroide, Tannine, Triterpene und Salvianolsäuren. Die Verabreichungsformen reichen von Tee, Tabletten bis zu Tinkturen.

Rotwurzel-Salbei (Danshen)	**Auf einen Blick**
Antioxidative Therapie	Achten Sie bei Kombinationen mit oxidativen Therapien auf einen zeitlichen Abstand von mindestens 12 Std.
Dosierungs-Richtwert:	3 – 15 g pro Tag (als Extrakt)
€ Kosten:	Ca. **150 €/Monat** bei einer Tagesdosis von 3 g. Diese Angaben beziehen sich auf den Extrakt. Das Wurzel-Pulver ist mit ca. 100 € pro kg deutlich günstiger und eignet sich auch zur Tee-Herstellung.
Bezugs-quellen:	Diverse Internetshops
Auf was zu achten ist:	Am wirkungsvollsten ist immer ein **Extrakt** aus den Wurzeln. Damit wurden die Wirkstoffe in hohen Maße extrahiert und liegen in hoher Konzentration vor.
Studien:	*(802) (803)*

Wirkung positiv getestet bei:

In vitro (Reagenzglas)	In vivo (Tiere)	In vivo (Mensch)
✔	✔	✔

Angaben ohne Gewähr. Anwendung auf eigene Gefahr!

Low Dose Naltrexon (LDN)

Naltrexon war ein populäres Mittel zur Behandlung von Patienten mit Alkohol- oder Opioidabhängigkeit, welches 1984 von der Food and Drug Administration (FDA) zugelassen wurde. Niedrig dosiertes Naltrexon (LDN) hat an Interesse gewonnen, da es das Fortschreiten mehrerer Krankheiten stoppen kann, ohne signifikante Nebenwirkungen bei Verabreichung in niedriger Dosierung. LDN verfügt über einen einzigartigen Mechanismus, der es ermöglicht, die endogene Opioidproduktion kurzzeitig zu blockieren und ein vorübergehendes Opioiddefizit zu erzeugen. **Damit stimuliert es den Hypothalamus, die Produktion von Endorphinen zu erhöhen. Es gibt Hinweise darauf, dass Endorphine bei der Bindung an die Krebszellen Apoptose auslösen und natürliche Killerzellen und Helfer-T-Zellen stimulieren.** Mehrere Fallberichte zeigen bemerkenswerte Überlebensdauern und metastatische Auflösungen bei Patienten mit Krebs im Spätstadium, wenn eine durchschnittliche LDN-Dosis von 4 mg / Tag verabreicht wird. Studien deuten darauf hin, dass hohe Dosen und kontinuierliche Verabreichung das Fortschreiten des Krebses fördern können, während niedrige Dosen und eine intermittierende Behandlung die Zellproliferation behindern, die Tumorentstehung behindern und eine potenzielle Wirksamkeit gegen Krebs haben. Untersuchungen legen nahe, dass das LDN von der Leber metabolisiert und innerhalb von 3-4 Stunden aus dem Körper ausgeschieden wird.

Fallbericht:

Ein 50-jähriger Mann mit Lungenkrebs hatte aufgrund der Chemotherapie zahlreiche schwere Nebenwirkungen: Lungenentzündung, Flüssigkeitsüberladung und Bronchospasmen. Später kam er wegen einer Lungenembolie *(ein Verschluss einer Arterie durch ein Blutgerinnsel in der Lunge)* in die Klinik.

Der Patient brach die Chemotherapie ab und begann eine Therapie mit 4,5 mg LDN/Tag. Drei Jahre später fand man anhand der Computertomographie keine Hinweise mehr auf Krebs *(431)*.

Low Dose Naltrexon (LDN)	**Auf einen Blick**
Neutrale Therapie	Diese Therapie kann mit anderen neutralen Therapien, mit antioxidativen und auch mit oxidativen Therapien ohne zeitliche Abstände kombiniert werden.
Dosierungs-Richtwert:	**4 mg** abends vor dem Schlafengehen
€ Kosten:	Ca. **10 €** / Monat
Bezugs-quellen:	Diese Therapie ist rezeptpflichtig! Sie brauchen also einen Arzt, der es Ihnen verschreibt. Eine Klinik, die diese Therapie laut ihrer Webseite anbietet, ist die Klinik St. Georg in Bad Aibling.
Auf was zu achten ist:	Naltrexon sollte nicht mit Medikamenten kombiniert werden, die das Immunsystem schwächen (wie Immunsuppressiva oder Chemotherapien). Es kann auch die Wirkung von Opiaten unterdrücken und ist daher im Falle einer Schmerztherapie ungeeignet.
Studien:	*(431) (432) (433)*

Wirkung positiv getestet bei:

In vitro (Reagenzglas)	In vivo (Tiere)	In vivo (Mensch)
✔	✔	✔

Angaben ohne Gewähr. Anwendung auf eigene Gefahr!

Tocotrienol (Vitamin E)

Vitamin E gibt es in verschiedenen Isoformen, aber die hauptsächlichen Formen sind: Toco**pher**ol und Toco**trien**ol.

Sowohl Tocopherol, als auch Tocotrienol kommen in vier verschiedenen Isoformen wie **Alpha (α), Beta (β), Gamma (γ) und Delta (δ)** vor. Chemisch gesehen gibt es nur wenige Unterschiede zwischen Toco**pherolen** und Toco**trienolen**. Während die Seitenkette des Tocopherols vollständig gesättigt ist, haben Tocotrienole eine dreifach ungesättigte Seitenkette. Daher auch der Name Trienole. Trie= drei. Tocotrienole werden bei oraler Einnahme nur zu ca. 30% resorbiert, was wesentlich weniger ist als die Tocopherol-Variante. Jedoch ist die antioxidative Wirkung des Tocotrienols 40 bis 60 mal kräftiger. Des Weiteren ist hier besonders zu erwähnen, dass **in Studien bislang nur das Tocotrienol gegen Krebs wirksam war!** Vitamin E ist also nicht gleich Vitamin E! Mehrere Studien bestätigen für Tocotrienol in Zellkulturen sowie bei Tieren eine krebshemmende Wirkung, welche auf mehreren Stoffwechselwegen basiert, u.a. auf Antiangiogenese, das heißt der Stopp der Bildung neuer Blutgefäße. Daher schützt es vor Metastasierung. Weitere Studien zeigten, dass Gamma-Tocotrienol die Expression mehrerer onkogener Gene herunterregulierte und auch in Tumorzellen eine erhebliche Apoptose verursachte. Darüber hinaus wurde berichtet, dass diese Verbindungen spezifisch auf die Subpopulation von Krebsstammzellen abzielen. **Aber auch an Menschen mit Bauchspeicheldrüsenkrebs gibt es bereits eine positive Studie (604), in der das Tocotrienol zu einem signifikanten Absterben der Krebszellen führte!** Das ist besonders interessant, da Bauchspeicheldrsenkrebs zu den am schwersten behandelbaren Krebsformen gehört.

Synergie-Wirkung mit Sesamin:

In einer Tier-Studie *(435)* wirkte sich die Kombination von Sesamin zusammen mit Vitamin E (als Gamma-Tocotrienol) besonders gut gegen Krebs aus. Die Wirkung des Vitamin E wurde durch Sesamin noch weiter verstärkt. Siehe Therapie: „Sesamin".

Tocotrienol (Vitamin E)   Auf einen Blick

Antioxidative Therapie	Achten Sie bei Kombinationen mit oxidativen Therapien auf einen zeitlichen Abstand von mindestens 12 Std.
Dosierungs-Richtwert:	Dosen **bis** zu 3.200 mg / Tag gelten als sicher. Der Dosierungs-Richtwert und die Dosis, die in der Studie verwendet wurde, beträgt **400 – 800 mg/Tag.**
€ Kosten:	Ca. **100 €/Monat** bei 400 mg/Tag und ca. **200 €/Monat** bei 800 mg/Tag.
Bezugs-quellen:	eBay und spezielle Online-Shops. In Apotheken z.B. unter der PZN: **07688057**. In Online-Apotheken sind diese allerdings ca. 30% günstiger! Unter www.medizinfuchs.de finden Sie einen Preisvergleich.
Auf was zu achten ist:	Tocopherylacetat ist ein synthetisches Vitamin E, welches die Wirkung des natürlichen Vitamin E (Tocotrienol) behindern soll. Achten Sie daher darauf, dass Sie diese Variante nicht schlucken (auch in Multivitamin-Präparaten könnte es enthalten sein)! Auch das natürliche Tocopherol sollte nur in geringen Mengen enthalten sein, da es mit dem Tocotrienol konkurriert. Die Halbwertszeit von Tocotrienol ist mit 4 Std. relativ kurz, weshalb es sich empfiehlt, das Tocotrienol mindestens 2x am Tag (morgens und abends) einzunehmen, besser sogar 3x, also auch mittags.
Studien:	*(604) (605) (606) (607)*

Wirkung positiv getestet bei:

In vitro (Reagenzglas)	In vivo (Tiere)	In vivo (Mensch)
✔	✔	✔

Angaben ohne Gewähr. Anwendung auf eigene Gefahr!

Kolloidales Silber

Früher wurde kolloidales Silber weitgehend als natürliches Antibiotikum eingesetzt. Seine Verwendung verringerte sich mit der Entwicklung von Antibiotika wie beispielsweise Penicillin. Seit einigen Jahren jedoch hat es ein Wiederaufleben des kolloidalem Silbers als Alternative zu den herkömmlichen Antibiotika der Schulmedizin gegeben. Gründe sind vor allem die erhöhte Resistenz von Bakterien gegenüber Antibiotika und die anhaltende Suche nach neuen und günstigen antimikrobiellen Mitteln. **Kolloidales Silber ist eine Suspension von mikroskopisch metallischen Silberteilchen von etwa 0,001 Mikrometern Größe.** Es wirkt durch den Sauerstoff-Stoffwechsel, indem es Enzyme in Bakterien deaktiviert, was letztlich Mikroorganismen abtötet. Nachdem die Anwendung von kolloidalem Silber gegenüber Bakterien eine jahrelange Tradition hatte, waren Wissenschaftler daran interessiert, ob die Silber-Kolloide auch gegen Krebs eine Wirkung haben würden. Und siehe da: Im Reagenzglas konnte eine abtötende Wirkung gegen Krebszellen beobachtet werden *(Studie **112**)*. Auch die neueste Studie aus dem Jahr 2019 kam zu dem Schluss, dass kolloidales Silber sogar bei sehr aggressivem Brustkrebs selektiv toxisch auf Krebszellen wirkt, indem es die DNA der Krebszellen schädigt und diese letztlich abtötet, ohne gesunde Zellen zu schädigen *(Studie **112-a**)*.

Update 2021: Jetzt auch positiver Fall-Bericht am Menschen bekannt:

Wie die Wissenschafts-Datenbank „PubMed" berichtet, liegt inzwischen ein Fall von einem Krebspatienten mit **metastasierten** Kopf-Hals-Krebs vor, der sich **ausschließlich mit Hilfe von kolloidalem Silber vom Krebs heilte!** Er bekam zuvor die übliche Standard-Therapie der Schulmedizin mit Chemotherapie und Bestrahlung, die jedoch nicht half und so schickten ihm die Ärzte zum sterben in ein Hospiz, wo er die Behandlung mit kolloidalem Silber aufnahm. Der Fall-Bericht erschien im wissenschaftlichen Journal PubMed *(**112-b**)*. Natürlich ist aber auch ein einzelner Fall nicht aussagekräftig. Ein Placebo-Effekt kann nicht ausgeschlossen werden. Dieser Fallbericht in Kombination mit den In-vitro-Studien deuten jedoch auf eine starke Wirkung gegen Krebs hin.

Oxidative Therapie	Diese Therapie wirkt leicht oxidativ und sollte daher besser nicht mit Antioxidativen kombiniert werden. Auf keinen Fall jedoch mit Vitamin C!
Dosierungs -Richtwert:	Im Fallbericht verwendete der Patient **120 ml/Tag**. Über die ppm-Menge ist wenig bekannt. Da der Patient zur Herstellung des Silberwassers aber angeblich 1 Std. benötigte, ist von Dosen von **ca. 20 bis 50 ppm** auszugehen. Dies ist eine Standard-Dosis, die auch von Heilpraktikern empfohlen wird.
€ Kosten:	Zwar können Sie kolloidales Silber fertig kaufen. Doch das ist teuer. Die Kosten liegen um die 20 Euro pro Liter. Wenn Sie 4 Liter im Monat zu je 25 ppm kaufen, dann kostet das 80 € / Monat. Viel günstiger kommen Sie, wenn Sie sich das kolloidale Silber mit einem Generator und den mitgelieferten Silberstäben selbst herstellen. **Die Kosten wären dann einmalig 50-200 Euro (je nach Gerät).** Die Silberstäbe halten ein paar Monate und können für 10-20 Euro nach Verbrauch wieder aufgefüllt werden. Zur Herstellung sollte nur destilliertes Wasser verwendet werden, noch besser **zweifach destilliertes Wasser!**
Bezugs-quellen:	Am günstigsten über Internet-Shops. Z.B. Amazon und eBay. In deutschen Apotheken gibt es 1 Liter kolloidales Silber (25 ppm) unter der PZN **16896731.**
Auf was zu achten ist:	Nehmen Sie kolloidales Silber nicht zusammen mit Vitamin C ein! Und am besten auch keine anderen Antioxidantien! Achten Sie auch darauf, dass sich das kolloidale Silber in **Glasflaschen** und nicht in Plastikflaschen befindet. Bei der Selbstherstellung mit einem Generator nur **destilliertes Wasser** (besser zweifach Destilliertes) verwenden!
Studien:	*(112) (112-a) (112-b)*

Wirkung positiv getestet bei:

In vitro (Reagenzglas)	In vivo (Tiere)	In vivo (Mensch)
✔		✔

Angaben ohne Gewähr. Anwendung auf eigene Gefahr!

Organisches Germanium Sesquioxid G-132

Germanium ist ein *Spurenelement*, welches erstaunlich vielseitige, gesundheitliche Eigenschaften vereint. Es stimuliert die Produktion von **Interferon** (*= Proteine, die eine immunstimulierende, vor allem antivirale und antitumorale Wirkung haben. Sie werden körpereigen in den Zellen gebildet, vor allem in Leukozyten [=weiße Blutkörperchen] sowie Fibroblasten [=Bindegewebszellen]*). Germanium fördert die Produktion von T-Suppressor-Zellen (*= Zellen, die das Immunsystem bremsen, so dass es zu keinen Autoimmunerkrankungen kommt*) und es stärkt die geschwächte Immunität. Somit hat Germanium eine starke immunmodulierende Wirkung. Eine weiteres wichtiges Merkmal von Germanium ist die Bindung von Sauerstoffatomen an sich, die dafür sorgt dass der über die Atmung aufgenommene Sauerstoff ungehindert zu den Körperzellen gelangen kann. Auf diese Weise transportiert organisches Germanium Sauerstoff in jedes Gewebe und jede Körperzelle. Es wird nach rund 20 Std. abgebaut ohne annähernd zu schaden. Als Halbleiter kann sich Germanium zudem nicht im Körper einlagern. Krebsgeschwüre sind *positiv geladen*, was sich mit der negativen Ladung des organischen Germaniums nicht vereinbaren lässt. Es gibt sogar einen **Erfahrungsbericht, wo sich ein Patient nur durch organischem Germanium von Krebs heilen konnte.** Hierbei handelte es sich sogar um eine äußerst seltene und schwer behandelbare Krebsart, nämlich dem *Spindelzellkarzinom*, eine seltene Art von Lungenkrebs. Nur 10% der Patienten sind 2 Jahre nach der Diagnose noch am leben, wenn sie mit den schulmedizinischen Behandlungsmethoden (*Chemotherapie, Bestrahlung, Operation*) behandelt wurden. Um so erstaunlicher, wie erfolgreich das Germanium in diesem Fall gewirkt hat. **Es kam zu einer kompletten Remission des Tumors**. Der Fallbericht ist in einem wissenschaftlichen Journal erschienen (*Department of Medicine, Abteilungen für Hämatologie und Onkologie, University of Florida College, of Medicine und Veterinär Affairs Medical Center, Gainesville, FL 32610, USA (Studie 90)*.

Antioxidative Therapie	Achten Sie bei Kombinationen mit oxidativen Therapien auf einen zeitlichen Abstand von mindestens 12 Std.
Dosierungs-Richtwert:	1-5 g (1000 − 5000 mg) / Tag
€ Kosten:	100 g kosten ca. 600 €, 1 kg um die 4.500 €. Der Preis für eine Behandlung von 1 g/Tag beträgt also bei einer Bestellmenge von **100 g: 180 €/Monat** und bei einer Bestellmenge von **1 kg: 135 €/Monat**
Bezugs-quellen:	Organisches Germanium ist in Deutschland schwer zu bekommen. Einer der wenigen Anbieter ist: https://shop.provitaspharma.com Bei privaten Anbietern sollte man vorsichtig sein, da es nicht sicher ist, in wie weit das Germanium auch wirklich organisch ist.
Auf was zu achten ist:	Auf keinen Fall <u>an</u>organisches Germanium konsumieren! Es muss das Organische sein. Achten Sie auch auf die Zusatz-Bezeichnung „**Sesquioxid GE 132**"! Nur dieses hat einen therapeutischen Nutzen. Hält man sich an die Dosierungs-Empfehlungen, sind keine Nebenwirkungen zu erwarten. **Tipp:** Die höchsten Konzentrationen von organischem Germanium sollen im Chaga-Pilz enthalten sein! Siehe Therapie „Heilpilze"
Studien:	*(90) (91)*

Wirkung positiv getestet bei:

In vitro (Reagenzglas)	In vivo (Tiere)	In vivo (Mensch)
		✔

Angaben ohne Gewähr. Anwendung auf eigene Gefahr!

Tibetische Heilkräuter / Padma 28

Die traditionell tibetische Medizin ist bekannt für ihre Heilkräuter und Heilerfolge. Auch wenn es über tibetische Heilkräuter leider keine Studien gibt, so findet man doch in wissenschaftlichen Journalen zumindest einige Erfolgsberichte *(Fallstudien-Quelle: 330).*

Fall 1: Magenkarzinom: 47-jähriger Mann mit Erbrechen, Gewichtsverlust, erhöhten weißen Blutkörperchen, hoher Proteingehalt im Urin und feste Magenmasse. Die Diagnose ergab ein Magenkarzinom. Zwei von acht Lymphknoten wurden positiv auf Krebs getestet. Die Ärzte empfahlen eine Chemotherapie, die der Patient ablehnte und sich für eine Behandlung der tibetischen Kräuter entschied. Er erhielt tibetische Heilkräuter. Die Computer-Tomographie zeigte 29 Monate später keine Anzeichen von Krebs.

Fall 2: Chronische myeloische Leukämie: Ein 27-jähriger Mann kam in die tibetische Klinik mit den Symptomen: Fieber, Übelkeit, Schwäche, Bauchschwellung mit harter Masse und Abmagerung, mit vergrößerter Milz und Leber. Die Blutergebnisse zeigten deutlich erhöhte weiße Blutkörperchen (Leukozyten) und deutlich verminderte rote Blutkörperchen (Erythrozyten). Bereits 6 Monate zuvor hatte er die Diagnose „Chronisch myeloische Leukämie" erhalten, die auch bereits mit typisch westlichen schulmedizinischen Methoden behandelt wurde. In der tibetischen Klinik erhielt er tibetische Heilkräuter. Innerhalb von nur 3 Monaten normalisierte sich sein Blutbild.

Und da es hierzulande leider kaum tibetische Ärzte oder Heilpraktiker gibt, stellt das Präparat **„Padma 28"** eine Art „Breitband-Tibet-Medizin" dar. „Padma" bedeutet „Lotusblume" und die Nummer 28 bezieht sich auf einen tibetischen Arzt, dessen Rezeptur die 28. war. Dieses Insider-Heilverfahren **Padma 28** besteht aus 22 Heilkräutern, einschließlich Eisenhutknollen.

Die Inhaltsstoffe sind:

- 40 mg Indische Costuswurzel
- 40 mg Isländisch Moos
- 35 mg Nimbaumfrucht
- 30 mg Myrobalanen
- 30 mg rotes Sandelholz
- 30 mg Cardamom
- 25 mg Nelkenpfeffer
- 20 mg Marmelosfrucht
- 20 mg Gips
- 12 mg Gewürznelke
- 15 mg Akeleikraut
- 15 mg Spitzwegerichkraut
- 15 mg Goldfingerkraut
- 15 mg Vogelknöterichkraut
- 15 mg Süßholz
- 10 mg Sidakraut
- 10 mg Baldrianwurzel
- 10 mg Hedychwurzel
- 6 mg Gartenlattich
- 5 mg Ringelblumenblüten
- 4 mg Kampfer
- 1 mg Eisenhutknollen

Padma 28 **Auf einen Blick**

Antioxidative Therapie	Achten Sie bei Kombinationen mit oxidativen Therapien auf einen zeitlichen Abstand von mindestens 12 Std.
Dosierungs-Richtwert:	3x am Tag je 2 Tabletten <u>vor</u> den Mahlzeiten
€ Kosten:	Für 245 € bekommt man eine 3-Monats-Packung. **Die monatlichen Kosten betragen daher ca. 82 €.**
Bezugsquellen:	Sie erhalten das Original Padma28 in Schweizer Apotheken.
Auf was zu achten ist:	Es sollte das <u>Original</u> Padma28 sein, welches **Eisenhutknollen** enthält! Dieses ist nur in Schweizer Apotheken erhältlich! Padma28 ohne Eisenhutknollen erhalten Sie auch in Deutschland. Bei einigen Patienten kann das Präparat zu Übelkeit führen. Die Dosis sollte dann reduziert werden.

Wirkung positiv getestet bei:

In vitro (Reagenzglas)	In vivo (Tiere)	In vivo (Mensch)
		✔

Angaben ohne Gewähr. Anwendung auf eigene Gefahr!

Vitamin C intravenös

Eine der wenigen Therapien, wo dokumentierte Fall-Berichte an Menschen vorliegen, ist die intravenöse Gabe von Vitamin C. Oral aufgenommen, etwa als Tablette oder in seiner natürlichen Form in Früchten und Gemüse, ist Vitamin C zwar äußerst wichtig, nur kann der Körper es nicht lange speichern. Er scheidet es rasch wieder aus. Anders ist das mit Vitamin C in hoher Dosis als Infusion verabreicht. Die Wissenschaftler behandelten deshalb in einem Laborversuch Eierstockkrebszellen und gesunde Zellen mit Vitamin C. Es zeigte sich deutlich, dass Vitamin C die Krebszellen vernichtete, während gesunde Zellen davon unangetastet blieben. Besonders nach einer klassischen Behandlung mit Operation, Strahlen- oder Chemotherapie ist der Verbrauch an Vitamin C so hoch, dass der Vitamin-C-Spiegel unter der Nachweisgrenze sinken kann. Zu erwähnen sei auch noch, dass es einen großen Unterschied zwischen oralem und intravenösem Vitamin C gibt. Während oral aufgenommenes Vitamin C im Verbund mit anderen Vitaminen wie beispielsweise Vitamin E eine antioxidative Wirkung hat (das bedeutet: Sauerstoff-Radikale werden abgefangen, die Zellen werden vor Angriffen geschützt), ist bei intravenösem Vitamin C genau das Gegenteil der Fall. Es lässt hohe Mengen des freien Radikals **Wasserstoffperoxid** frei, was die Krebszellen angreift. Dieser Effekt wird auch bei der Chemotherapie erreicht. Nur mit dem Unterschied, dass bei Vitamin C die gesunden Zellen weitgehend verschont bleiben.

Es gibt eine publizierte Fall-Studie mit drei dokumentierten Fällen *(Studie 23)*. In allen nachfolgenden Fallberichten nahmen die Patienten <u>keine</u> Schulmedizin in Anspruch!

Fall 1: Eine 51-jährige Frau mit einem 9 cm großem Nierenzellkarzinom mit einem Thrombus, der sich in die Nierenvene erstreckt. Die Patientin bekam Metastasen in der Lunge und lehnte konventionelle Behandlung von Krebs ab und entschied sich stattdessen für eine hochdosierte Vitamin C-Therapie intravenös für 10 Monate bei einer Dosierung von 65 g zweimal pro Woche. Sie benutzte auch andere alternative Therapien: Thymus - Protein - Extrakt, N-Acetylcystein und Niacinamid (Vitamin B3). Nach 3 Monaten zeigten sich im Röntgenbild keine Befunde, bis auf eine verbleibende Abnormalität in dem Lungenfeld links, möglicherweise einer Lungen-Narbe.

Fall 2: 49-jähriger Mann mit Blasentumor und Satelliten-Metastasen. Er erhielt 30 g Vitamin C zweimal pro Woche für 3 Monate, gefolgt von 30 g einmal alle 1-2 Monate für 4 Jahre, gefolgt von Perioden mit 1-2 Monaten, in denen er häufiger Infusionen hatte. 9 Jahre nach der Diagnose ist der Patient bei guter Gesundheit ohne Symptome eines erneuten Auftretens oder Metastasen. Der Patient verwendet die folgenden Ergänzungen: Pflanzenextrakt, Chondroitinsulfat, Chrompicolinat, Leinöl, Glucosaminsulfat, α-Liponsäure, Lactobacillus acidophilus und L. rhamnosus und Selen.

Fall 3: 66-jährige Patientin mit einem Lymphom. Chemotherapie lehnte die Patientin ab. Sie erhielt 15 g Vitamin C zweimal pro Woche für etwa 2 Monate, 15 g ein- bis zweimal pro Woche für etwa 7 Monate. Dann wurden 15 g alle 2-3 Monate für etwa 1 Jahr verabreicht. Dies begann Mitte Januar 1995 gleichzeitig mit der Strahlentherapie. Zu dieser Zeit hatte die Patientin einen linken Achsellymphknoten mit 1 cm Durchmesser und einem rechten Achsellymphknoten 1,5 cm im Durchmesser. Zwei Wochen später, blieb der rechte und linke Achsellymphknoten fühlbar und ein neuer linker Halslymphknoten 1 cm im Durchmesser kam hinzu. Die intravenöse Vitamin-C-Therapie wurde fortgesetzt. Drei Wochen später waren die

Lymphknoten nicht mehr tastbar, der linke Achselknoten war verschwunden und der rechte Achselknoten hatte sich in der Größe von weniger als 1 cm verringert. Die Lymphknoten schwollen nach und nach ab. In den darauf folgenden Monaten kamen allerdings auch ein paar Neue hinzu. Nach 2 Jahren der Vitamin C-Therapie war die Patientin ohne Befunde und das war auch nach 10 Jahren nach der Diagnose noch der Fall. Die Patienten nahm außer Vitamin C noch zusätzlich Dehydroepiandrosteron, ein Multivitaminpräparat, N-Acetylcystein, ein botanisches Ergänzungsmittel und Wismut - Tabletten (β-Carotin, Bioflavonoide, Chondroitinsulfat und CoenzymQ10. Patienten mit unbehandeltem Stadium III des diffusen B-Zell-Lymphoms haben eine schlechte Prognose. Umso erstaunlicher, wie gut die Alternativtherapie in diesem Fall gewirkt hat.

Alle 3 Erfahrungsberichte stammen aus einem
wissenschaftlichen Journal (Quelle 23)

Tipp: Wer nicht so viel Geld hat, für den wäre evtl. ein *Einlauf mit Vitamin C* (1 Esslöffel auf 1 Liter Wasser) eine Alternative. Wenn dieser mindestens 20 Min. gehalten wird, wirkt der Einlauf wie eine Infusion. Verwenden Sie aber auf keinen Fall mehr, da zu hohe Mengen Vitamin C aufgrund des sauren PH-Werts ätzend wirken.

Vitamin C intravenös   Auf einen Blick

Oxidative Therapie	In hohen Dosen als Infusion wirkt Vitamin C nicht mehr anti-, sondern pro-oxidativ und sollte daher nicht mit Antioxidantien kombiniert werden.
Dosierungs-Richtwert:	2x/Woche je 15 - 65 g orientieren sich an den oben genannten drei Erfolgsberichten
€ Kosten:	Pro Infusion ca. 40 € (die Kosten variieren jedoch stark, je nach Therapeut. **Die monatlichen Kosten betragen daher ca. 320 €.**
Bezugs-quellen:	Suchen Sie im Internet nach einem Arzt oder Heilpraktiker in Ihrer Nähe!
Studien:	*(22) Die intravenöse Vitamin C-Gabe und Krebs: Eine systematische Übersicht* *(23) Intravenös verabreichtes Vitamin C in der Krebstherapie: Drei Fälle*

Wirkung positiv getestet bei:

In vitro (Reagenzglas)	In vivo (Tiere)	In vivo (Mensch)
		✔

Angaben ohne Gewähr. Anwendung auf eigene Gefahr!

Kalium

Sicher haben Sie schon viel von der sogenannten „Übersäuerung" gehört. Eine Übersäuerung des Blutes hingegen gibt es aber nicht. Denn der PH-Wert des Blutes wird durch körpereigene Regulationsmechanismen stets zwischen PH 7,35 und 7,45 gehalten. Also immer leicht basisch. Übersäuern können demnach nur Zellen und Gewebe. Und hier spielen die **Mineralien** Calcium, Magnesium, Kalium und Natrium eine große Rolle. Dabei entsäuern die Mineralien Calcium und Natrium extrazellulär *(=außerhalb von Zellen)*, während Kalium und Magnesium intrazellulär *(=innerhalb der Zellen)* **ent**säuern. Über eine ausreichende Versorgung mit Natrium muss man sich im Prinzip keine Sorgen machen, denn unser Essen ist heutzutage stark gesalzen *(Kochsalz= Natriumchlorid)*, sodass ein Mangel an Natrium nicht zu erwarten ist. Auch Calcium nehmen die Menschen viel zu viel auf. Die meisten Menschen sind krank durch *Verkalkung* (viel zu viel Calcium, bei gleichzeitig erschreckend wenig Magnesium). Nach neuesten Forschungsergebnissen sollen 70% aller Menschen mit Kalium und Magnesium unterversorgt sein. Früher aßen die Menschen sehr viel kaliumhaltiges Obst und Getreide. Natrium hingegen *(„Das weiße Gold")*, war rar. Heute ist es genau umgekehrt. Natrium ist allgegenwärtig und Kalium Mangelware! Dabei ist Kalium äußerst wichtig, denn **ohne ausreichend Kalium übersäuern unsere Zellen** und Krebs wird mit Übersäuerung in Zusammenhang gebracht! Die empfohlene Tagesmenge an Kalium der WHO liegt bei 4,7 g am Tag, was jedoch kaum ein Mensch schafft.

Doch schauen wir uns einmal an, wie stark die Kaliumaufnahme früher war:

Früher:	Heute:
Kalium **10,5 g** / Tag	Kalium **3,4 g** / Tag
Natrium **0,8 g** / Tag	Natrium **4,3 g** / Tag

*(Quelle **13a, 13b**)*

Sie sehen also: Das Verhältnis von Kalium zu Natrium lag früher bei 10:1. Heute ist es im besten Falle bei 1:1, wobei oftmals sogar noch mehr Natrium als Kalium konsumiert wird. Kalium und Natrium sind Gegenspieler. Und je mehr Natrium wir zu uns nehmen (und das ist heutzutage eine Menge, denn fast überall ist Salz enthalten), desto mehr Kalium brauchen wir. Schon bei der geringen Natriummenge früher, aß man 10 g Kalium am Tag. Man kann sich vorstellen, dass das nicht ohne Folgen bleibt. **Es ist offensichtlich, dass parallel zur Entgleisung des Natrium/Kalium-Verhältnisses auch die Krebserkrankungen explodierten. Studien beweisen einen eindeutigen Zusammenhang:**

In der Studie *(11) „Kalium, Natrium und Krebs: eine Überprüfung"* wurde bestätigt, dass Patienten mit hyperkaliämischen Krankheiten (Parkinson, Morbus Addison) deutlich seltener an Krebs erkranken als Patienten mit hypokaliämischen Krankheiten (Alkoholismus, Übergewicht, Stress), also einen Mangel an Kalium aufweisen.

In der Untersuchung *(Studie **12**): „Geographisches Krebsrisiko und das intrazelluläre Kalium / Natrium-Verhältnis"* heißt es, **Zitat:**

„Eine Reihe von unabhängigen Studien zeigten, dass die Konzentration von intrazellulärem Kalium negativ mit Krebsraten korreliert, während die Konzentration von intrazellulärem Natrium positiv auf Krebsraten korreliert."

Das fand man übrigens schon 1986 heraus! Doch diese Informationen werden den Schulmedizinern und Patienten vorenthalten. Mit Kalium lässt sich schließlich kein Geld verdienen. **Ist Krebs vielleicht lediglich eine Kalium-Mangelkrankheit?** Auszuschließen wäre es nicht. Immerhin wird Krebs mit einer Übersäuerung in Zusammenhang gebracht. Und nichts übersäuert die Zellen stärker als ein Kalium- und Magnesium-Mangel, bei gleichzeitigem Natrium-Überschuss. Achten Sie also auf **10 g Kalium am Tag** (durch Nahrung und Nahrungsergänzungen), reduzieren Sie gleichzeitig den Natriumkonsum (also salzarm essen) und denken Sie auch daran, dass entwässernde Medikamente sowie Kaffee und schwarzer Tee den Kaliumspiegel senken. In Apotheken gibt es zudem so genanntes „Blutdruck-Salz", was neben Natrium auch Kalium beinhaltet, um so die schädliche Wirkung des Natriums wenigstens etwas zu dämpfen. Aber wenn Sie ohnehin die anvisierten 10 g Kalium am Tag konsumieren, ist das Blutdruck-Salz natürlich nur ein Tropfen auf dem heißen Stein.

Tipp: Kalium sollte immer im Vollblut gemessen werden und niemals im Serum oder Plasma! Denn Kalium kommt zu 98% intrazellulär (also in den Zellen vor). Eine Messung außerhalb der Zellen hat keinerlei Aussagekraft.

Die anvisierten 10 g Kalium am Tag sind jedoch nur durch Ernährung kaum zu schaffen, weshalb ich Ihnen zu einem Nahrungsergänzungsmittel rate. Und zwar zum basischen **Kaliumcarbonat** („Das bessere Natron"). Kaliumcarbonat ist im Vergleich zu Natron noch basischer. Und vor allem wirkt es intrazellulär. Und auch die Behauptung, die Magensäure würde sich bei einem basischen PH-Wert neutralisieren, ist so nicht richtig. Vielmehr wird der PH-Wert des Magens vom Körper streng kontrolliert und reguliert. Wird der Magen zu basisch, so wird einfach neue Salzsäure nachproduziert. Dennoch ist diese hoch basische Form möglicherweise nicht für jeden verträglich. Sie können zusätzlich natürlich auch andere Kalium-Formen, wie z.B. Kaliumcitrat, verwenden.

Warum Zink so wichtig ist: Zink ist zur Bildung des Entsäuerungs-Enzyms *Carboanhydrase* essentiell! Achten Sie daher darauf, keine Carboanhydrase-Hemmer (Diuretika) zu schlucken, da diese eine Übersäuerung und damit Kalium-Mangel begünstigen bzw. auslösen.

Kalium Auf einen Blick	
Neutrale Therapie	Diese Therapie kann mit allen anderen ohne zeitlichen Abstand kombiniert werden.
Dosierungs-Richtwert:	**Kalium:** 10 g / Tag **Zink:** 10 mg / Tag
€ Kosten:	1 kg Kaliumcarbonat kostet um die 10-15 Euro. **Die monatlichen Kosten liegen bei max. 5 €.**
Bezugs-quellen:	In Internet-Shops. In Apotheken ist Kalium meistens deutlich teurer.
Auf was zu achten ist:	**Nicht mehr als 10 g Kalium am Tag** (Gesamtaufnahme), sonst kann es zum Herzstillstand kommen. **Bei Niereninsuffizienz fragen Sie zuvor Ihren Arzt, da zu viel Kalium bei nicht intakten Nieren sehr gefährlich werden kann!** Kinder nehmen üblicherweise die Hälfte.
Studien:	*(11) Kalium, Natrium und Krebs: eine Überprüfung* *(12) Geographisches Krebsrisiko und das intrazelluläre Kalium / Natrium-Verhältnis*

Wirkung positiv getestet bei:

In vitro (Reagenzglas)	In vivo (Tiere)	In vivo (Mensch)
		✔

Angaben ohne Gewähr. Anwendung auf eigene Gefahr!

Neem (Niembaum / Azadirachta indica)

Dieser tropische, ursprünglich aus Indien stammende Wunderbaum hat eine Reihe von Studien bestanden, die die Anti-Krebs-Wirkung bestätigen. Bei einer Studie an Mäusen mit Brustkrebs führte die Verabreichung von Neemblätter-Extrakt zu einem signifikant reduzierten **Brustkrebs**. Einige der Brusttumoren in der Neem-Behandlungsgruppe verschwanden vollständig. Auch nach acht Wochen war kein Wiederaufwachsen der Brusttumoren beobachtet worden, während die Brusttumore bei unbehandelten Kontrolltieren weiter wuchsen *(Studie 386)*. Die wichtigsten Auswirkungen von Neem gegen maligne Zellen umfassen die Verstärkung der Immunantwort gegen Tumorzellen, die Hemmung der Zellproliferation, die Induktion von Zelltod, die Unterdrückung der Krebs-Angiogenese (Schutz vor Metastasierung durch Hemmung der Blutgefäß-Neubildung), sowie die Wiederherstellung der antioxidativen Kapazität. Neem-Extrakte umfassen sowohl die Blätter, den Stamm, die Rinde, den Samen und Früchte. Neem enthält auch viel **Quercetin**, was für sich alleine schon eine Anti-Krebs-Wirkung hat (siehe Therapie *„Quercetin"*). Doch Quercetin ist nicht der einzige Wirkstoff dieses Wunderbaums. Es handelt sich hier um ca. 100 verschiedene Wirkstoffe, die als Ganzes mehr ergeben als die Summe seiner Einzelteile. Neben Quercetin sind die wichtigsten Inhaltsstoffe Azadirachtin, Natriumnimbinat, Nimbolin, Nimbin, Nimbidin, Nimbidol, Gedunin und Salanin. **Neem-Creme gegen Hautkrebs:** Auch wenn es leider keine Studien dazu gibt, so berichten experimentierfreudige Anwender, dass ihnen angeblich eine Neem-Creme gegen Hautkrebs geholfen haben soll. Der Tumor soll nach einigen Monaten damit verschwunden sein.

Neem   Auf einen Blick

Antioxidative Therapie	Achten Sie bei Kombinationen mit oxidativen Therapien auf einen zeitlichen Abstand von mindestens 12 Std.
Dosierungs-Richtwert:	Als **Extrakt** verwenden Sie **100 - 200 mg/Tag**
€ Kosten:	**1 - 2 € / Monat** (wenn täglich ein Teelöffel zermahlene Blätter verzehrt werden, welcher auch für Tees genutzt werden kann). Der Extrakt ist deutlich teurer und kostet ca. **20-30 €/Monat.**
Bezugs-quellen:	Diverse Internetshops, evtl. auch in Reformhäusern.
Auf was zu achten ist:	Neem sollte bei Erwachsenen **nicht länger als 3 Monate** angewendet werden. Für **Kinder ist diese Therapie ungeeignet.** Bei Unverträglichkeiten oder Nebenwirkungen ist die Dosis zu reduzieren.
Studien:	*(386)* bis *(391)*

Wirkung positiv getestet bei:

In vitro (Reagenzglas)	In vivo (Tiere)	In vivo (Mensch)
	✔	✔

Angaben ohne Gewähr. Anwendung auf eigene Gefahr!

Weizengras

Der Saft, insbesondere das darin enthaltene *Chlorophyll (der grüne Pflanzenfarbstoff)*, verhindert die Ausbildung von Krebszellen, durchflutet den Körper mit Sauerstoff und reinigt das Blut. Außerdem hat er regulierende Effekte auf das Immunsystem. Weitere Studien zeigen, dass Chlorophyll wirksam gegen Darmkrebs ist. Weizengrassaft wirkt hier gleichzeitig an mehreren Fronten. Es *steigert die antioxidative Kapazität*, unterstützt den *Darm* und beeinflusst die *Blutbildung*. Die roten Blutkörperchen, das Hämoglobin, transportiert mit Hilfe von Eisen den Sauerstoff im Körper, die weißen Leukozyten sind Bestandteil des Immunsystems. Außerdem wirkt es *entzündungshemmend*. Es gibt viele Hinweise, dass Weizengras krebshemmend wirkt, insbesondere im Darm. Zudem findet man im Internet einen Erfahrungsbericht von Danny McDonald, der sich selbst von Magenkrebs, nur durch Weizengrassaft heilen konnte.

Weizengras	Auf einen Blick
Antioxidative Therapie	Achten Sie bei Kombinationen mit oxidativen Therapien auf einen zeitlichen Abstand von mindestens 12 Std.
Dosierungs-Richtwert:	2 Esslöffel Pulver / Tag, welches in Wasser oder Smoothies eingerührt werden kann.
€ Kosten:	1 kg BIO-Weizengras-Pulver kostet ca. 30 €. **Die monatlichen Kosten entsprechen in etwa 20 €.**
Bezugsquellen:	Diverse Internetshops, Reformhäuser
Auf was zu achten ist:	Kaufen Sie am besten nur BIO-Qualität!
Studien:	*(52) (331)*

Wirkung positiv getestet bei:

In vitro (Reagenzglas)	In vivo (Tiere)	In vivo (Mensch)
✔		✔

Angaben ohne Gewähr. Anwendung auf eigene Gefahr!

Mebendazol

Hierbei handelt es sich um einen antiparasitären Wirkstoff aus der Gruppe der Antihelminthika. Ursprünglich wird dieses Mittel gegen Würmer im Darm eingesetzt. Die Effekte beruhen auf der Bindung an Tubulin (einem Protein) und der damit verbundenen Störung der Zellteilung. Doch diese Störung der Zellteilung hilft anscheinend nicht nur gegen Parasiten, sondern auch Krebszellen, wie die Studien und Fall-Berichte eindrucksvoll zeigen:

Fall 1: Nebennierenkrebs (Adrenokortikales Karzinom): Ein 48-jähriger Patient hatte eine Reihe von Standard-Therapien erfolglos hinter sich. Die schulmedizinische Behandlung wurde eingestellt und er behandelte sich selbst mit Mebendazol weiter, 100 mg 2x täglich. Während der ersten 19 Monate bildeten sich die Metastasen zurück, kamen jedoch nach 24 Monaten wieder.

Anmerkung des Autors: Es ist natürlich immer sehr ärgerlich, wenn die Krankheit nach so einem anfänglichen Erfolg zurückkehrt. Es ist daher auch notwendig, die Ursache der Krankheit zu beseitigen und möglichst viele verschiedene Therapien zu kombinieren, um das Milieu im Körper zu verändern. Sich einzig und alleine auf ein einziges Mittel zu verlassen (in diesem Fall Mebendazol), halte ich für absolut unzureichend.

Fall 2: Metastasierender Darmkrebs (Kolonkarzinom): Ein 74-jähriger Patient mit fortgeschrittenem metastasierenden Darmkrebs hatte bereits eine Reihe erfolgloser schulmedizinischer Therapien hinter sich. Er bekam daraufhin 2x täglich je 100 mg Mebendazol. Bereits nach nur 6 Wochen hatte er eine nahezu vollständige Remission der Metastasen. Lediglich die Leberwerte AST und ALT waren erhöht, was jedoch als Nebenerscheinung des Absterbens der Tumoren angesehen werden kann.

Auch bei Tieren hat die Behandlung mit Mebendazol Wirkung gezeigt: Tumoren mit ~ 3 mm Durchmesser wurden jeden zweiten Tag mit 1 mg Mebendazol (oral) behandelt. Behandelte Tiere zeigten eine dosisabhängige Hemmung des Tumorwachstums. Außerdem zeigten die behandelten Tiere 80% weniger Metastasen als die unbehandelte Kontrollgruppe. Es gab keine Nebenwirkungen. Die Behandlung mit dem schulmedizinischen Krebs-Mittel Paclitaxel zeigte keine solche Verringerung der Metastasierung.

Mebendazol	**Auf einen Blick**
Neutrale Therapie	Diese Therapie kann mit allen anderen ohne zeitlichen Abstand kombiniert werden.
Dosierungs-Richtwert:	Morgens und abends jeweils 100 mg
€ Kosten:	Wenn Sie in einer holländischen (Versand)-Apotheke bestellen, belaufen sich die Kosten auf **ca. 70 € / Monat** (bei 200 mg/Tag) und ist rezeptfrei. In deutschen Apotheken brauchen Sie ein Rezept und die Kosten sind mindestens doppelt, eher 3x so hoch!
Bezugsquellen:	Bevorzugt holländische (Versand)-Apotheken
Auf was zu achten ist:	Mögliche Nebenwirkungen sind Bauchschmerzen, Durchfall und Blähungen. Das Medikament sollte **zusammen mit einer fettreichen Mahlzeit** eingenommen werden, um die Absorption zu erhöhen! Am besten mit Borretschöl + Fischöl. Während der Schwangerschaft sollte Mebendazol nicht eingenommen werden.
Studien:	*(407) (408) (409) (410)*

Wirkung positiv getestet bei:

In vitro (Reagenzglas)	In vivo (Tiere)	In vivo (Mensch)
	✔	✔

Angaben ohne Gewähr. Anwendung auf eigene Gefahr!

Salvestrol

Salvestrol gehört zu einer Klasse pflanzlicher Nährstoffe. Wissenschaftler entdeckten, dass Krebszellen das Enzym *CYP-1B1* stark überexprimieren, während gesunde Zellen dieses Enzym nicht bzw. kaum enthalten. Das Forscher-Team entdeckte daraufhin Pflanzen, die eine hemmende Wirkung auf das besagte Enzym haben. Zusammen mit der Enzym-Hemmung werden daraufhin auch die Krebszellen zerstört. Salvestrol kommt in verschiedenen Gemüsesorten, Gewürzkräutern und Obst vor, um die Früchte vor Pilzbefall zu schützen. Je stärker eine Frucht zu Pilzbefall neigt, desto höher ist der Anteil an Salvestrol. Zu diesen Pflanzen zählen z.B. *Blaubeeren, Erdbeeren, Himbeeren, Trauben, Brombeeren, Preiselbeeren, Äpfel, Pfirsiche, schwarze und rote Johannisbeeren, grünes Gemüse (Brokkoli und Kohl), Artischocken, rote / gelbe Paprika, Avocado, Spargel, Aubergine.* Doch leider ist das meiste Obst mit Fungiziden (Anti-Pilz-Mitteln) besprüht und bespritztes Obst bildet kein oder zu wenig Salvestrol! Aus diesem Grund sollte unbedingt BIO-Obst bevorzugt werden. Leider kann man dem Obst vom örtlichen Wochenmarkt nicht trauen. Wie ein Test der ARD ergab, fanden sich im Obst vom Wochenmark zahlreiche Pestizide! Ideal wäre es daher, Salvestrol als Nahrungsergänzungsmittel zu supplementieren. Zu Salvestrol liegen eine Reihe von Fallberichten vor:

Fall 1: Lungenkrebs: Ein 69 Jahre alter Mann mit einem inoperablen, Stufe 2-3 Plattenepithelkarzinom der Lunge. Das bildgebende Verfahren zeigte einen sieben Zentimeter großen Tumor mit erweiterten Knoten. Der Krebs wurde als unheilbar eingestuft und es wurde keine Chemo- oder Strahlentherapie empfohlen. Dieser Patient begann sofort eine Diät aus frischen Bio-Obst, Gemüse und Säfte. Fleisch, raffinierter Zucker und Milchprodukte wurden von seiner Diät eliminiert. Darüber hinaus begann er Salvestrol für sechs Wochen einzunehmen. Am Ende der ersten Woche verschwand sein Bluthusten. Am Ende der 3 Wochen wurde eine Biopsie des größten Lymphknoten gemacht und er wurde als negativ bewertet. Die Diagnose wurde zum operablen Lungenkrebs geändert. Sechs Wochen später wurde der Patient operiert. Der Chirurg entfernte den geschrumpften Tumor und ein paar verdächtige Lymphknoten. Anschließend war der Patient krebsfrei.

(Veröffentlicht im Journal of Orthomolekulare Medizin (Vol. 22, No. 4, 2007) von Brian Schaefer, Hoon Tan, Dan Burke und Gerard Potter.)

Fall 2: Melanom: Einer 94-jährigen Frau wurde ein Melanom der Stufe 4 auf dem Fuß nach einer Biopsie diagnostiziert. Das Melanom wurde als inoperabel angesehen. Daraufhin nahm sie 4 Kapseln Salvestrol am Tag. Ein Jahr später besuchten Ärzte die Frau und fanden, dass das Melanom verschwunden war und der Fuß war vollständig geheilt.

(Veröffentlicht im Journal of Orthomolekulare Medizin (Vol. 22, No. 4, 2007) von Brian Schaefer, Hoon Tan, Dan Burke und Gerard Potter.)

Fall 3 Brustkrebs: Eine 50-jährige Frau mit einem 2,5 cm Tumor in der linken Brust. Die chirurgische Entfernung wurde empfohlen und ein Operationstermin wurde einen Monat später geplant. Die Chemotherapie wurde abgelehnt, die Patientin begann Salvestrol einzunehmen vor den Mahlzeiten für drei Monate. Auch begann die Patientin eine vegane Ernährung (Gemüse, Gemüse, Obst, Säfte, Quecke und Tee). Des Weiteren nahm die Patientin Biotin, Niacin, Magnesium, Selen und Vitamin C. Während des ersten Monats berichtete die Patientin, dass der Tumor erweichte, die Textur veränderte und sich in der Größe verringerte. Während der Operation war der Tumor nur noch 1,3 cm in der Größe, den halben Durchmesser wie einen Monat vorher. Die Lymphknoten waren negativ. Einen Monat nach der Operation unterzog sich die Patientin einer Strahlentherapie einmal täglich für 30 Tage, als vorbeugende Maßnahme. Sie lehnte Chemotherapie ab. 13 Monate nach der Operation blieb die Patientin frei von Krebs.

(Veröffentlicht im Journal of Orthomolekulare Medizin 25 2010 Dr. Brian Schaefer)

Salvestrol **Auf einen Blick**	
Antioxidative Therapie	Achten Sie bei Kombinationen mit oxidativen Therapien auf einen zeitlichen Abstand von mindestens 12 Std.
Dosierungs-Richtwert:	Das Forscher-Team rechnet die Dosierung von Salvestrol in Punkten. 10 mg sollen dabei 100 Punkten entsprechen. Empfohlen wird eine **Tages-Dosierung von 4.000 Punkten.**
€ Kosten:	Achten Sie auf Tabletten, die mindestens 2.000 Punkte enthalten, denn viele Präparate enthalten gerade mal 350 Punkte! Salvestrol ist leider recht teuer. **Die monatlichen Kosten liegen bei ca. 85 €** (wenn die empfohlenen 4.000 Punkte / Tag eingenommen werden).
Bezugs-quellen:	Diverse Internetshops. In Apotheken unter der PZN: **16003710**
Studien:	*(505) Die Rolle von Salvestrolen bei der Prävention und Behandlung von Krebs*

Wirkung positiv getestet bei:

In vitro (Reagenzglas)	In vivo (Tiere)	In vivo (Mensch)
		✔

Angaben ohne Gewähr. Anwendung auf eigene Gefahr!

Dichloressigsäure / Natriumdichloracetat (DCA) + Vitamin B1

Zu dieser Therapie gibt es einen Erfahrungsbericht aus einem wissenschaftlichen Journal *(100)*: Ein Patient konnte sich durch DCA erfolgreich von einem **Non-Hodgkin-Lymphom** heilen *(100)*. DCA kann bei der Reaktion von Essigsäure mit Chlor gewonnen werden. Es handelt sich hierbei um chlorierte Carbonsäure. Die Salze werden als Dichloracetate bezeichnet. Gesunde Zellen gewinnen ihre Energie über die sogenannten Mitochondrien *(=die "Kraftwerke" der Zellen)*. Sie sind bei Tumorzellen jedoch inaktiv. *DCA heizt diese Kraftwerke wieder an.* Wenn die Mitochondrien wieder arbeiten, werden daraufhin Prozesse in Gang gesetzt, wodurch die Krebszelle ihre Unsterblichkeit verliert. Sie wird also wieder in den kontrollierten Zelltod getrieben. Die Wissenschaftler haben festgestellt, dass es **3 Monate dauert**, bis sich genug DCA zur Krebsheilung im Körper angereichert hat. Bei schnell wachsenden Tumoren ist DCA also unter Umständen nicht die richtige Wahl. In so einem Fall könnte z.B. *Artemisinin* das Mittel erster Wahl sein, denn dies wirkt <u>nur</u> bei schnell wachsenden Krebszellen. Leider kann auch DCA Nebenwirkungen haben, wie neurologische Schäden, die sich in Schmerzen, Benommenheit und Gangunsicherheiten äußern können. Jedoch sind diese reversibel und sollten nach Beendigung der Behandlung wieder verschwinden (es kann bis zu 6 Monate dauern). Des Weiteren soll DCA nierentoxisch sein, weshalb eine regelmäßige Überprüfung der Nierenfunktionen wichtig erscheint. Dichloressigsäure kann aus der *Trichloressigsäure* gewonnen werden. Oder durch Reaktion von Essigsäure mit Chlor. Natriumdichloracetat kann im Chemie-Fachhandel oder bei Amazon erworben werden. **Tipp:** Wie die Studie mit dem Titel *"High-dose vitamin B1 reduces proliferation in cancer cell lines analogous to dichloroacetat"* *(Studie 102)* zeigt, gibt es gute Synergien zwischen DCA und Vitamin B1 bei der Heilung von

Krebs! Daher wäre eine Nahrungsergänzung mit Vitamin B1 sinnvoll. Wenn man von hoch dosiertem Vitamin B1 spricht, sind in der Regel Dosen von 50-100 mg pro Tag für Erwachsene gemeint.

Dichloressigsäure **Auf einen Blick**	
Neutrale Therapie	Diese Therapie kann mit allen anderen ohne zeitlichen Abstand kombiniert werden.
Dosierungs-Richtwert:	6,25 mg/kg Körpergewicht 2x/tägl.+ 50 mg Vitamin B1, idealerweise zusammen mit einem Teelöffel DMSO
€ Kosten:	100 g (10.000 mg) kosten ca. 110 € und reicht daher ca. 3 Monate. **Die monatlichen Kosten belaufen sich daher auf ca. 36 €.**
Bezugs-quellen:	Amazon und/oder Chemiefachhandel
Auf was zu achten ist:	Es empfiehlt sich, Dichloressigsäure gemeinsam mit 50 mg Vitamin B1 einzunehmen.
Studien:	*(100) Fallbericht: Vollständige Remission eines Non-Hodgkin-Lymphoms durch die alleinige Verabreichung von Dichloracetat* *(101) Dichloroacetat und Krebs* *(102) Hochdosiertes Vitamin B1 reduziert Proliferation in Krebszelllinien analog zu Dichloroacetate*

Wirkung positiv getestet bei:

In vitro (Reagenzglas)	In vivo (Tiere)	In vivo (Mensch)
		✔

Angaben ohne Gewähr. Anwendung auf eigene Gefahr!

GcMAF-Therapie

MAF steht für **Makrophagen-Aktivierender Faktor,** Gc für **Serum-Vitamin-D-bindendes Protein**). Es handelt sich um ein körpereigenes Protein. Makrophagen sind körpereigene Fresszellen, die auch Krebszellen zerstören. **Injiziert** man das Protein, so haben Wissenschaftler festgestellt, wird das Immunsystem so dermaßen stark angekurbelt, dass es die Krebszellen erkennt und vernichtet. Die Verabreichung von 100 Nanogramm (ng) aktiviert die maximal möglichen Makrophagen, die Krebszellen abtöten können. Da die Halbwertszeit der aktivierten Makrophagen ungefähr 6 Tage beträgt, genügt eine wöchentliche Injektion (Studie **221**). GcMAF soll sogar bei fortgeschrittenem metastasierten Krebs im Endstadium zu erstaunlichen Heilerfolgen geführt haben.

Fall-Studie an Menschen: Es wurden 100 ng GcMAF wöchentlich an acht nicht-anämische Darmkrebs-Patienten verabreicht, die zuvor eine Tumor-Resektion (=Entfernung durch OP) erhalten hatten, aber immer noch signifikante Mengen an metastatischen Tumorzellen transportierten. Während der Therapie nahmen die MAF-Vorläuferaktivitäten aller Patienten zu. Und umgekehrt sanken ihre Serum-Nagalase*-Aktivitäten. Da Nagalase* proportional zur Tumorbelastung ist, wurde die Serum-Nagalase*-Aktivität als prognostischer Index für die Zeitverlaufsanalyse der GcMAF-Therapie verwendet. **Nach 32-50 wöchentlichen Verabreichungen von 100 ng GcMAF zeigten alle Darmkrebspatienten gesunde Kontrollniveaus der Serum-Nagalase*-Aktivität, was auf die Tilgung von metastatischen Tumorzellen hinweist.** Auch 7 Jahre nach Beendigung der GcMAF-Therapie, nahm die Serum-Nagalase*-Aktivität nicht zu, was auf keinem Wiederauftreten von Krebs hindeutete und dies bestätigten auch die CT-Scans.

* *Was ist Nagalase?*

Krebszellen und Viren sondern ein Enzym namens alpha-N-acetyl galacto saminidase (Nagalase) ab. Diese attackieren das GcMAF-Protein, indem die dessen Zucker klauen, der zur Herstellung von GcMAF benötigt wird. Das bedeutet, dass die Makrophagen nie aktiv werden. Viren und Krebszellen wird damit ermöglicht, ungehindert wachsen zu können und somit das Immunsystem zu unterdrücken. Der Nagalase-Wert ist ein Indikator für den Zustand des Immunsystems. Hohe Nagalase-Werte bedeuten, dass das Immunsystem nicht effizient genug arbeitet. Leider gibt es nur sehr wenige Labore, die so einen Test anbieten. Einer davon ist: http://nagalase-test.de

Tipp: Der Nagalase-Test ist auch gleichzeitig ein Test zur Diagnose! Ist der Nagalase-Wert im Normbereich, kann kein Krebs vorliegen. Der Wert kann jedoch auch bei anderen Erkrankungen wie Multiple Sklerose oder nach Impfungen erhöht sein (u.a.).

GcMAF-Therapie   Auf einen Blick

Neutrale Therapie	Diese Therapie kann mit allen anderen ohne zeitlichen Abstand kombiniert werden.
Dosierungs-Richtwert:	100 ng 1x/Woche als Injektion
€ Kosten:	ca. 67 € für den Nagalase-Test und ca. 75 € pro Injektion (die Kosten können aber je nach Arzt oder Heilpraktiker deutlich unterschiedlich ausfallen). **Die monatlichen Kosten belaufen sich daher auf ca. 300 €.**
Bezugs-quellen:	Bitte suchen Sie im Internet nach Ärzten und Heilpraktikern in Ihrer Umgebung, die die GcMAF-Therapie anbieten.
Auf was zu achten ist:	Unbedingt zusammen **mit Vitamin D und Magnesium** kombinieren, da GcMAF erst durch Vitamin D aktiviert wird. Und Vitamin D wiederum wird erst durch Magnesium in seine aktive Form umgewandelt.
Studien:	*(221)* Immuntherapie von metastasierendem Darmkrebs mit Vitamin D-bindendem Protein-abgeleiteten Makrophagen-aktivierenden Faktor, GcMAF *(222)* Die klinische Erfahrung der integrativen Krebsimmuntherapie mit GcMAF *(223)* Immunotherapy für Prostatakrebs mit GcMAF

Wirkung positiv getestet bei:

In vitro (Reagenzglas)	In vivo (Tiere)	In vivo (Mensch)
		✔

Angaben ohne Gewähr. Anwendung auf eigene Gefahr!

D,L-Methadon

In den vergangenen Jahren ist Methadon als potenzielles Krebsmedikament in den Fokus der Wissenschaft gerückt. Eine Chemikerin vom Ulmer Institut für Rechtsmedizin stieß auf die krebshemmende Wirkung von Methadon durch einen Zufall. Ursprünglich geplant war die Erforschung der Opioide. Krebszellen haben Opioid-Rezeptoren, die dafür sorgen sollen, dass die Zellgifte der Chemotherapie nicht mehr herausgepumpt werden können, wie es ohne Methadon oftmals der Fall ist. Außerdem ist das Methadon auch alleine (also ohne Chemotherapie) in der Lage, an den Krebszellen anzudocken und dort den Zelltod (die Apoptose) in die Wege zu leiten. Dass dabei nicht gleichzeitig gesunde Körperzellen angegriffen werden, liegt daran, dass diese nur sehr wenig Opioidrezeptoren auf ihrer Oberfläche tragen. Wie das TV-Magazin „Stern TV" im Sommer 2017 berichtete, kam eine Frau mit einem ehemaligem Glioblastom (Hirntumor) zu Wort, die **seit der Einnahme von Methadon (in Kombination mit einer Chemotherapie) jetzt krebsfrei ist.** Ihr Arzt gab ihr bei der Diagnose eine Überlebensprognose von lediglich 1,5 Jahren. Doch diese sind lange überschritten... Ein weiterer Vorteil von Methadon ist selbstverständlich auch seine schmerzhemmende Wirkung. Die Patientin berichtet, außer leichten Verdauungsproblemen keine Nebenwirkungen gehabt zu haben. Meiner Meinung nach braucht es allerdings nicht zwingend Chemotherapeutika, um die Krebszellen mittels Methadon zu zerstören. Ich könnte mir vorstellen, dass Methadon in Kombination mit anderen „natürlichen" Anti-Krebs-Mitteln eine ebenso gute Wirkung, wenn nicht sogar noch eine bessere Wirkung hat. Schließlich geht es beim Methadon nur darum, die Krebszellen zu öffnen, sodass *ein beliebiges* Anti-Krebs-Mittel in die Krebszellen optimal eindringen kann.

Neutrale Therapie	Diese Therapie kann mit allen anderen ohne zeitlichen Abstand kombiniert werden.
Dosierungs-Richtwert:	Oral 2 x 15 mg /Tag. Besprechen Sie die individuelle Dosis mit Ihrem Arzt!
€ Kosten:	100 ml kosten 8-20 € (reicht für ca. 6 Wochen). **Die monatlichen Kosten belaufen sich daher auf ca. 10 €.**
Bezugs-quellen:	Verschreibungspflichtig! Bitte haben Sie Verständnis dafür, wenn in diesem Buch aus datenschutzrechtlichen Gründen keine Adressen genannt werden dürfen. Prinzipiell ist jeder Arzt dazu berechtigt, Methadon gegen Schmerzen zu verschreiben. In der Praxis tun dies leider nur wenige, da sie keine Erfahrung mit Methadon haben. Am ehesten verschreiben es Ärzte, die sich auf Sucht spezialisiert haben.
Auf was zu achten ist:	- Achten Sie darauf, dass es sich um das <u>D,L</u>-Methadon handelt! Nur dieses hat einen therapeutischen Nutzen. Es handelt sich hier um eine 1:1-Mischung aus dem linksdrehenden L-Methadon (Levomethadon) und dem rechtsdrehenden D-Methadon. - Während der ersten zwei Wochen sollten Sie kein Auto fahren. - Übelkeit, Schwindel und Verstopfung können als Nebenwirkung auftreten.
Studien:	*(800) (801)*

Wirkung positiv getestet bei:

In vitro (Reagenzglas)	In vivo (Tiere)	In vivo (Mensch)
✔		✔

Angaben ohne Gewähr. Anwendung auf eigene Gefahr!

Karottensaft

Die Kinderbuchautorin Ann Cameron war an Krebs im fortgeschrittenen Stadium erkrankt und hat ihn allein mit Karottensaft geheilt. Sie hatte Darmkrebs im fortgeschrittenem Stadium mit Lungenmetastasen. Ann startete eine Kur mit täglich fünf Pfund entsafteten Karotten (entspricht zwei kg Karotten), der ca. ein Liter Saft ergibt. Sie bekam weder Chemotherapie, noch Bestrahlung und änderte außer dem Karottensaft auch nichts an ihrer Ernährung. Nach acht Wochen täglich entsafteter Karotten ergab eine neue CT, dass die Krebstumoren geschrumpft waren. Auch die Schwellung der Lymphknoten war zurückgegangen. **Nach 8 Monaten war er völlig verschwunden!** Das Antioxidans Falcarinol, das nachweislich krebshemmende Eigenschaften besitzt, findet sich in Karotten. Forscher haben damit bei Ratten und Mäusen mit Tumoren diese um ein Drittel reduziert.

Karottensaft	**Auf einen Blick**
Antioxidative Therapie	Achten Sie bei Kombinationen mit oxidativen Therapien auf einen zeitlichen Abstand von mindestens 12 Std.
Dosierungs-Richtwert:	Täglich 2 kg Karotten (als Saft ausgepresst)
€ Kosten:	**Ca. 110 € / Monat** (wenn täglich 2 kg verzehrt werden bzw. 1 Liter Saft)
Bezugsquellen:	In jedem Supermarkt
Auf was zu achten ist:	Idealerweise in Kombination mit Fett / Öl, da Beta-Carotin fettlöslich ist. Verwenden Sie nur BIO-Karotten und wenn möglich auch immer *frisch* gepresst!
Studien:	*(45) (46) (47) (48) (49) (50) (51)*

Wirkung positiv getestet bei:

In vitro (Reagenzglas)	In vivo (Tiere)	In vivo (Mensch)
✔	✔	✔ *

* basierend auf Erfahrungswerten, keine Studien. Angaben ohne Gewähr. Anwendung auf eigene Gefahr!

Melatonin (Das "Schlafhormon")

Melatonin wird bei Dunkelheit während des Schlafs ausgeschüttet und bewirkt eine **starke Regeneration der Zellen** und ist eines der stärksten körpereigenen Antioxidantien! In Studien wurde festgestellt, dass das Sterberisiko bei Krebs durch Melatonin **um 34% gesenkt** werden konnte. Und das nicht bei Mäusen, sondern bei Menschen! Das erhöhte Auftreten von **Brustkrebs** und **Darmkrebs** bei Krankenschwestern und anderen Nachtschichtarbeitern deutet auf eine mögliche Verbindung zwischen der verminderten Sekretion von Melatonin und erhöhte Exposition gegenüber Licht während der Nacht hin. Je älter wir werden, desto weniger Melatonin schüttet der Körper aus (was aus meiner Sicht hauptsächlich an der *Verkalkung der Zirbeldrüse* liegt, hauptsächlich bedingt durch Mangel an Magnesium, Vitamin K2, Lysin, Inositol und essentielle Fettsäuren). Melatonin stimuliert des Weiteren auch die Bildung der Killerzellen des Immunsystems. Die Wirkung von Melatonin auf Krebszellen beruht auf seinen immunstimulierenden, antioxidativen und apoptotischen Eigenschaften. Dazu gehört die direkte Steigerung der Aktivität natürlicher Killerzellen, die Stimulierung der Zytokinproduktion, beispielsweise von Interferon-Gamma, Interleukin-2 (IL-2), IL-6 und IL-12. Die Melatonin-Produktion ist bei Krebspatienten beeinträchtigt.

Achten Sie zusätzlich zu Melatonin in Kapselform darauf, dass Sie in einem dunklen Raum schlafen. **Je dunkler Ihr Schlafzimmer, desto mehr Melatonin bildet Ihr Körper!** Selbst ein kleiner Lichtspalt durch die Tür oder das Leuchten einer Straßenlaterne kann die Melatonin-Produktion blockieren! Und je mehr Melatonin, desto besser die Regeneration des Organismus. Der tiefe Schlaf, den Melatonin bewirkt, ist jedoch nicht die einzige Wirkung, da das Melatonin auch unabhängig vom Schlaf wirkt.

Melatonin	**Auf einen Blick**

Antioxidative Therapie	Achten Sie bei Kombinationen mit oxidativen Therapien auf einen zeitlichen Abstand von mindestens 12 Std.
Dosierungs-Richtwert:	10-20 mg täglich (nur abends vor dem zu Bett gehen, da Melatonin schnell müde macht).
€ Kosten:	60 Tabletten zu je 5 mg kosten bei österreichischen Versand-Apotheken ca. 15 €. In Reformhäusern sind diese meist deutlich teurer. **Die monatlichen Kosten belaufen sich daher auf ca. 112 €.**
Bezugs-quellen:	Leider ist Melatonin in Deutschland rezeptpflichtig. In Österreich hingegen sind diese bis 5 mg pro Tablette rezeptfrei.
Auf was zu achten ist:	Nur abends vor dem zu Bett gehen einnehmen, da man von Melatonin schnell müde wird!
Studien:	*(62) (63) (64) (65) (66) (67) (68) (69) (70)*

Wirkung positiv getestet bei:

In vitro (Reagenzglas)	In vivo (Tiere)	In vivo (Mensch)
✔	✔	✔

Angaben ohne Gewähr. Anwendung auf eigene Gefahr!

Kurkuma + Kardamom + Ingwer + schwarzer Pfeffer

Die Tageszeitung „Merkur" berichtet über den Fall einer 67-jährigen Frau mit einer aggressiven Form der Leukämie, die von den Ärzten aufgegeben wurde. Daraufhin startete sie eine Therapie mit 8 Gramm Kurkuma-Tabletten/Tag. Seitdem gilt die Frau als vollständig geheilt.

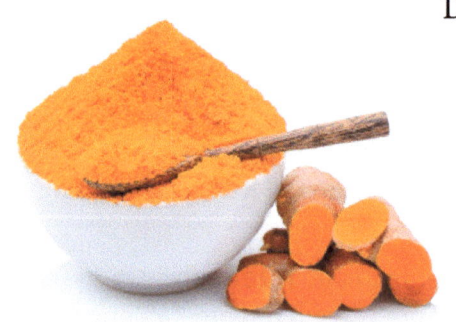

Die Synergie all dieser 4 Heilpflanzen macht es so besonders: **Kurkuma** ist ein sehr bekanntes indisches Gewürz, das auch in der europäischen Küche in Form des Currys seinen Platz einnimmt. Curry ist jedoch eine Mischung verschiedener Gewürze. Hier geht es einzig und alleine um das *Kurkuma* bzw. dessen Hauptwirkstoff *Kurkumin*. Die amerikanische Stiftung „Life Extension Foundation" (LEF) hat die krebshemmenden Eigenschaften von Kurkuma eingehend untersucht und ist dabei zu der Erkenntnis gelangt, dass das Gewürz auf zehn verursachende Faktoren bei der Krebsentwicklung einwirkt, darunter DNS-Schädigung, chronische Entzündung und Unterbrechung von Zell-Signalwegen. Zahlreiche veröffentlichte Studien haben ebenfalls ergeben, dass es sich bei Kurkumin um ein sehr wirksames krebshemmendes Mittel handelt, das die Krebsentwicklung auf mehrfache Weise hemmt. Studien an Krebspatienten haben ergeben, dass eine Dosis von ca. **3.600 mg / Tag (3,6 g)** eine Apoptose einleitete, die Mitochondrien von Krebszellen gezielt zerstörte, den Zellzyklus von Krebszellen unterbrach und die Entwicklung von Stammzellen stoppte. Laut verschiedenen Quellen soll die

Bioverfügbarkeit von Kurkuma um das 200-fache gesteigert werden, wenn Kurkuma mit schwarzem Pfeffer kombiniert wird.

Alle Verbindungen, die von **schwarzem Pfeffer** abgeleitet sind, wirken entzündungshemmend und antioxidativ auf die Lipidperoxidation (Oxidierung von Fettsäuren). Schwarzer Pfeffer hat eine synergetische Wirkung sowohl mit Kurkuma, als auch mit Kardamom und erhöht die Bioverfügbarkeit beider Substanzen: Die zytotoxische Aktivität von natürlichen Killerzellen konnte durch schwarzem Pfeffer + Kardamom signifikant erhöht werden, was auf die potentiellen Antikrebswirkungen hinweist. Die wissenschaftlichen Untersuchungen legen nahe, dass schwarzer Pfeffer und Kardamom immunmodulierende Wirkung und Antitumor-Aktivitäten ausüben und sich daher als natürliche Mittel manifestieren, die die Aufrechterhaltung eines gesunden Immunsystems fördern.

Ingwer *(Zingiber officinale)* ist eines der am häufigsten verwendeten Naturprodukte zur Behandlung von Übelkeit, Durchfall, Sodbrennen, Blähungen, Appetitlosigkeit, Infektionen, Husten und Bronchitis. Experimentelle Untersuchungen zeigten, dass Ingwer und seine aktiven Bestandteile, einschließlich Gingerol und Shogaol, Antikrebsaktivitäten ausüben. Die Anti-

Krebs - Aktivität von Ingwer ist auf seine Fähigkeit zurückzuführen, zahlreiche Signalmoleküle und andere regulatorische Proteine des Zellwachstums zu modulieren. **Bemerkenswerterweise hemmte die tägliche orale Fütterung von 100 mg / kg Körpergewicht Ingwer das Wachstum von Prostatakrebs bei Mäusen um etwa 56%.**

Kardamom ist eine Pflanze, die vorwiegend in Indien und Sri Lanka wächst und bis zu zwei, drei Meter hoch wird. Ihre Heilwirkung steckt in den Samen, die von Kapseln behütet werden. Kardamom zählt zu den Ingwergewächsen, wobei zwischen schwarzem und grünem Kardamom unterschieden wird. Es wurde berichtet, dass wässrige Kardamom-Extrakte die Milz dosisabhängig signifikant stärken, **insbesondere wenn sie mit schwarzem Pfeffer kombiniert werden.** Das Vorhandensein beider Gewürze verstärkte die zytotoxische Aktivität von natürlichen Killerzellen gegen Lymphom-Krebszellen signifikant. Die orale Verabreichung von Kardamom an Mäusen erhöhte die Entgiftungs-Enzyme wie Glutathion-S-Transferase und Glutathionperoxidase. Darüber hinaus wurden reduziertes Glutathion, Glutathion-Reduktase, Superoxiddismutase (SOD) und Katalase durch Kardamom ebenfalls hochreguliert.

Antioxidative Therapie	Achten Sie bei Kombinationen mit oxidativen Therapien auf einen zeitlichen Abstand von mindestens 12 Std.
Dosierungs-Richtwert:	**Kurkuma 8 g / Tag** (davon sollten mindestens 20% als Extrakt vorliegen). Viele Hersteller haben die bessere Bioverfügbarkeit von Kurkuma durch schwarzen Pfeffer erkannt und bieten ihre Präparate bereits zusammen mit schwarzem Pfeffer (Piperin) an. **Ingwer** (als Extrakt) zu je **8 g /Tag** **Kardamom** empfiehlt sich pur zu essen, z.B. als Snack oder als Beilage für Salate.
€ Kosten:	Kurkuma ca. **50 € / Monat** (bei 8 g / Tag) Ingwer ca. **40 € / Monat** (8 g / Tag)
Bezugs-quellen:	Diverse Internetshops. Am günstigsten ist das Pulver (kiloweise). Tabletten sind wesentlich teurer!
Studien:	*(74) (75) (76) (77) (78) (79) (320) (234) (235)*

Wirkung positiv getestet bei:

In vitro (Reagenzglas)	In vivo (Tiere)	In vivo (Mensch)
✔	✔	✔ *

* basierend auf Erfahrungswerten, keine Studien.
Angaben ohne Gewähr. Anwendung auf eigene Gefahr!

Essiac-Tee

Hierbei handelt es sich um ein recht altes, indianisches Rezept von kanadischen Schamanen. Bekannt wurde der Tee durch die Krankenschwester Rene Caisse. Dabei nannte sie den Tee nach ihrem Nachnamen, nur von hinten nach vorne buchstabiert. Als sie einen Medizinmann kennenlernte, gab er ihr den Tipp mit dem aus vier Kräutern bestehenden Tee, den sie daraufhin ihren Krebspatienten verabreichte. Damit erzielte die Krankenschwester so große Erfolge, dass sie daraufhin selbst eine kleine Praxis gründete, wo sie die Heilkräuter als Tee in großem Stil herstellte und verabreichte. Inzwischen hat sich auch die Wissenschaft für dieses Rezept interessiert und die Kräuter-Mischung gegen Krebs getestet. Leider wie fast immer nicht an Menschen, doch in Vitro-Ergebnisse zeigten eine klare Wirkung gegen **Prostatakrebs**zellen. Aufgrund der hohen Erfahrungswerte ist aber davon auszugehen, dass der Tee auch bei anderen Krebsarten eine hemmende Wirkung hat.

Der Tee besteht aus:

- Klettenwurzel
- Rhabarber
- Sauerampfer
- Rotulmen-Rinde

Ein erweitertes Rezept enthält <u>zusätzlich</u>:

- Brunnenkresse
- Benediktenkraut
- Rotklee
- Seetang

Antioxidative Therapie	Achten Sie bei Kombinationen mit oxidativen Therapien auf einen zeitlichen Abstand von mindestens 12 Std.
Dosierungs-Richtwert:	Es wird ein Teelöffel in 1 Liter Wasser 10 Min. lang gekocht. Anschließend 12 Std. ziehen lassen und den Tee über den Tag verteilt trinken. Er kann dann jederzeit vor dem Verzehr erwärmt werden. Jedoch bitte nicht in der Mikrowelle (siehe „Auf was Sie unbedingt verzichten sollten"). **Wichtig:** Der Tee ist ein Absud und kein Aufguss! Das 10-min. lange kochen ist daher sehr wichtig. Nur heißes Wasser drüber schütten wie bei einem Aufguss, reicht nicht!
€ Kosten:	ca. 25 € / Monat
Bezugs-quellen:	Diverse Internetshops.
Auf was zu achten ist:	Bei Nebenwirkungen oder Unverträglichkeiten ist die Dosis zu reduzieren. Studien zeigen, dass der Tee keine Toxität hat.
Studien:	*(404) Essiac für Krebs* *(405) Hemmung der Prostatakrebs-Zellproliferation durch Essiac*

Wirkung positiv getestet bei:

In vitro (Reagenzglas)	In vivo (Tiere)	In vivo (Mensch)
✔		✔ *

* = basierend auf Erfahrungswerten, keine Studien.
Angaben ohne Gewähr. Anwendung auf eigene Gefahr!

Niacin (Vitamin B3)

ist für das reibungslose Funktionieren des Zentralnervensystems, die neuronale Entwicklung und dessen Funktion äußerst wichtig. Es reguliert auch den Cholesterin-Spiegel: HDL (so genanntes „gutes" Cholesterin) erhöht sich, während die pathologischen Cholesterin-Werte (LDL sowie Triglyceride) gesenkt werden. Es verringert die Häufigkeit von kardiovaskulären Ereignissen, vorzeitigem Altern und altersbedingten neurologischen Störungen wie Alzheimer, amyotrophe Lateralsklerose, Muskelschwund sowie Parkinson.

Glioblastome sind **Hirntumore**, die schulmedizinisch kaum zu heilen sind. Ein Grund dafür ist, weil Monozyten und Makrophagen *(das sind Abwehrzellen des Immunsystems)* bei betroffenen Patienten keine Wirkung gegen diese Hirntumore haben. Laut einer Studie *(790)* ist Vitamin B3 jedoch in der Lage, diese Blockade aufzuheben, so dass die Immunzellen die Glioblastome wieder erkennen und vernichten. **Vitamin B3 als Niacinamid ist daher bei Hirntumoren unverzichtbar** und sollte in keinem Therapie-Programm fehlen! Eine weitere Studie kam zudem zu dem Schluss, dass Vitamin B3 eine signifikante Schutzwirkung vor **weißem Hautkrebs** hat *(Studie 791)*. Eine Besonderheit von Vitamin B3 ist, dass es vom Körper auch selbst hergestellt werden kann durch die Aminosäure *Tryptophan* (eine der 8 - 10 essentiellen Aminosäuren). Aus 60 mg Tryptophan kann die Leber 1 mg Niacin herstellen. Das heißt: 600 mg dieser Aminosäure stellen 10 mg Niacin her, was in etwa dem Tagesbedarf eines Erwachsenen entspricht. Niacin ist relativ stabil gegenüber Hitze, kochen und längerer Lagerung.

Niacin (Vitamin B3) **Auf einen Blick**

Neutrale Therapie	Diese Therapie kann auch ohne zeitlichen Abstand mit allen anderen kombiniert werden.
Dosierungs-Richtwert:	Bis zu **3.000 mg/Tag** gelten als sicher. Besser wären kleinere Dosen über den Tag verteilt, z.B. morgens, mittags, abends jeweils 1.000 mg, da das Vitamin über den Urin schnell ausgeschieden werden kann.
Auf was zu achten ist:	**Verwenden Sie das Nikotinamid**, da die andere Form der Nikotinsäure einen starken Flush (Erweiterung der Gefäße) verursacht.
€ Kosten:	**Ab ca. 2,50 € / Monat**. Es hängt ganz vom Präparat ab. In Online-Shops erhalten Sie 1 kg Pulver bereits ab 30 €, was bei 3 g/Tag ein Jahr reichen sollte, so dass sich sehr günstige Preise ergeben.
Bezugs-quellen:	60 Tabletten zu je 500 mg erhalten Sie in Apotheken z.B. unter der PZN **15373706**. Diese Tabletten sind jedoch deutlich teurer als wenn Sie 1 kg Pulver kaufen würden.
Studien:	*(790) (791)*

Wirkung positiv getestet bei:

In vitro (Reagenzglas)	In vivo (Tiere)	In vivo (Mensch)
	✔	✔ *

* = Nur zur Vorbeugung gegen weißen Hautkrebs bei Menschen getestet.
Angaben ohne Gewähr. Anwendung auf eigene Gefahr!

Kalmuswurzeln + Kräutertee

Hierbei handelt es sich um ein altes Rezept gegen Krebs von der heilkundigen Maria Treben (1907-1991) aus Österreich. Den Erzählungen nach sollen damit tatsächlich sehr viele Menschen von ihrem Krebsleiden geheilt worden sein, selbst in fortgeschrittenen Stadien.

Kalmuswurzeln + Kräutertee	Auf einen Blick
Antioxidative Therapie	Achten Sie bei Kombinationen mit oxidativen Therapien auf einen zeitlichen Abstand von mindestens 12 Std.
Dosierungs-Richtwert:	Täglich vor dem zu Bett gehen einen flachen Teelöffel Kalmuswurzeln in 80ml kaltem und ungekochten Wasser ansetzen, über Nacht einwirken lassen. Am nächsten Morgen abseihen und ungekocht vor und nach dem Essen (Frühstück, Mittagessen, Abendessen) einen Schluck davon trinken. Nicht mehr als 6 Schluck am Tag! Dazu wird täglich 1,5 Liter Tee der folgenden Mischung empfohlen: 40g Ringelblume, 20g Schafgabe und 20g Brennessel
€ Kosten:	Wenn jeweils 1 kg bestellt wird: Kalmuswurzeln (3 € / Monat), Ringelblumentee (24 € / Monat) Schafgabetee (7 € / Monat), Brennesseltee (7 € / Monat) Zusammen ca. 41 € / Monat
Bezugs-quellen:	Diverse Internetshops
Auf was zu achten ist:	Sollte nicht angewendet werden während Schwangerschaft, Stillzeit oder bei Kindern! Bei Überdosierung können Krampfanfälle sowie Nierenschäden auftreten. Daher ist es wichtig, sich an das Rezept zu halten.

Wirkung positiv getestet bei:

In vitro (Reagenzglas)	In vivo (Tiere)	In vivo (Mensch)
		✔ *

* basierend auf Erfahrungswerten, keine Studien
Angaben ohne Gewähr. Anwendung auf eigene Gefahr!

Ukrain

Bei Ukrain handelt es sich um eine Mischung aus dem Zytostatikum Thiotepa und Extrakten aus der Schöllkraut-Pflanze. Dieses Mittel wurde von Dr. Dr. Wassil Nowicky, 1937 in Galisien, in der Ukraine geboren, erfunden. Er nannte es nach seiner Heimat der Ukraine: *Ukrain*. Als er im Jahre 1964 über die Krebskrankheit seines Bruders erfuhr, führte dies zu einer Entdeckung eines Krebsmittels aus der Natur. Seit 1976 versucht Dr. Dr. Ing. Wassil Novicky seine Erfindung als Medikament in Österreich zu registrieren, doch die in Österreich militant agierende Pharmaindustrie verhinderte dies - bis heute. Die Behandlung mit *Ukrain* hat sich als hilfreich erwiesen bei: *Hirntumoren, Eierstockkrebs, Bronchialkarzinom, Dickdarmkrebs, Nierenkrebs, Leukämie, Brustkrebs, Prostatakrebs, Bauchspeicheldrüsenkrebs, malignes Melanom und Metastasen.* Ukrain war gegen alle diese Zelllinien wirksam, ohne aber gesunde Zellen zu schädigen. Patienten, welche mit Ukrain behandelt wurden, leben jetzt mehr als 20 Jahre immer noch. In der Regel wird Ukrain intravenös injiziert. Die Dosierung richtet sich nach dem Grad der Erkrankung und sei deshalb individuell unterschiedlich. Es gibt einige Studien zu Ukrain, u.a. auch eine an Menschen mit Bauchspeicheldrüsenkrebs. Darin heißt es:

„Die Ein-Jahres-Überlebensrate betrug **81%** *in der Ukrain-Gruppe im Vergleich zu* **14%** *in der Kontrollgruppe. Die 2-Jahres-Überlebensrate betrug* **43%** *in der Ukrain-Gruppe verglichen mit* **5%** *in der Kontrollgruppe"* (Studie **19**).

Ukrain stimuliert auch deutlich den zellulären Teil des Immunsystems. So die Makrophagen, die natürlichen Killerzellen und die T-Lymphozyten, die die Krebszellen angreifen und vernichten. Ebenso hat Ukrain auch einen antiviralen Effekt.

Buch-Tipp: *„Krebsmittel Ukrain - Kriminalgeschichte einer Verhinderung"*

Oxidative Therapie	Achten Sie bei Kombinationen mit antioxidativen Therapien auf einen zeitlichen Abstand von mindestens 12 Std.
Dosierungs-Richtwert:	Jeden 2. Tag 0,3 mg/kg Körpergewicht Ukrain in 250 ml 5% Glucose unter Zusatz von 0,3 mg/kg Vitamin C als Infusion langsam infundiert.
€ Kosten:	**Ca. 1.000 € / Monat**
Bezugs-quellen:	Das Präparat ist fast auf der ganzen Welt verboten. In Österreich darf es an komplett austherapierte Patienten verschrieben werden. Verabreichen darf der Arzt es allerdings nicht. D.h. der Patient muss das Ukrain selbst spritzen. Sie verstehen sicher, dass aus datenschutzrechtlichen Gründen in diesem Buch keine Ärzte-Liste mit Kontaktdaten veröffentlicht werden darf. Ich empfehle die Behandlung mit Ukrain nicht, da sie zu teuer und zu schwer beziehbar ist. Es gibt genügend andere Krebs-Mittel, die kaum Geld kosten und leicht zu beziehen sind. Sollten Sie dennoch auf Ukrain bestehen, empfehle ich Ihnen, sich in Österreich einen Wahl-Arzt zu suchen, der es verschreibt.
Auf was zu achten ist:	Bei Kindern darf die Dosis von 0,3 mg/kg Körpergewicht nicht überschritten werden!
Studien:	*(19)* Ukrain in der Behandlung von Bauchspeicheldrüsenkrebs *(20)* Ukrain sowohl als Anti-Krebs als auch als immunregulierendes Mittel *(21)* Behandlung der Ukrain-Therapie bei Blasenkrebs

Wirkung positiv getestet bei:

In vitro (Reagenzglas)	In vivo (Tiere)	In vivo (Mensch)
		✔

Angaben ohne Gewähr. Anwendung auf eigene Gefahr!

Jod

Bei Jod handelt es sich um ein essentielles Spurenelement, welches zwingend mit der Nahrung aufgenommen werden muss, da der Körper es nicht selbst herstellen kann. Jod zählt zu den so genannten Halogenen (Salzbildnern). In einer Studie *(419)* wurde die Jod-Konzentration bei Krebspatienten im Urin untersucht. Das Ergebnis: Die durchschnittliche Jod-Konzentration betrug lediglich 17,4 µg / l, wobei ≤ 20 µg / l ein schwerer Jodmangel bedeutet. Deutschland ist Jod-Mangelgebiet und das Thema Jod ist umstritten. Während die einen kritisieren, dass all unsere Lebensmittel „zwangsjodiert" werden und darin eine Überdosierung sehen die die Menschen krank macht, sieht die andere Fraktion es genau umgekehrt. Sie glauben, dass Jod absolute Mangelware ist und viele Krankheiten erst durch diesen Mangel entstünden. Begründet wird das damit, dass Japaner sehr viel Jod in ihrer Ernährung haben und nicht etwa im Mikrogramm-Bereich (mcg) wie in Deutschland, sondern im Milligramm-Bereich (mg) und die Japaner haben eindeutig eine hohe Lebenserwartung und weniger Krankheiten zu beklagen. Untersuchungen, die die Fähigkeit von Jod oder jodreichem Seetang zur Hemmung von Brustkrebs zeigen, werden durch die relativ niedrige Rate von Brustkrebs bei japanischen Frauen unterstützt. Jod ist **Voraussetzung für die Normalität von Brustgewebe. Wenn es fehlt, kommt es zu Atypien, Dysplasien und sogar Neoplasien.** Jod-defiziente Brustgewebe sind anfälliger für karzinogene Wirkung und fördern Läsionen früher und in größerer Fülle. Außerdem zeigen Jod-defiziente Brüste Veränderungen der RNA / DNA-Verhältnisse.

Auch ist eine Jod-Überdosierung in Japan, trotz des hohen Konsums, unbekannt. Speziell bei *Hashimoto-Thyreoiditis* (eine Autoimmunkrankheit, die die Schilddrüse angreift und zur Unterfunktion führt), empfehlen Ärzte ihren Patienten auf Jod gänzlich zu verzichten. Eine Umfrage in einem Internet-Forum über

Jod ergab jedoch, dass die Patienten berichten, erst durch ganz hohe Dosen von Jod im mg-Bereich die Hashimoto entweder vollständig geheilt oder zumindest eine deutliche Linderung der Symptome erlebt zu haben. Speziell gegen Brustkrebs scheint Jod also ein absolutes *Muss* zu sein! Wenn Sie mehr über Jod und sein heilendes Potential wissen möchten, empfehle ich Ihnen die Bücher *„Jod: Schlüssel zur Gesundheit"* und/oder *„Die Jodkrise"*.

Jod Auf einen Blick

Oxidative Therapie	Achten Sie bei Kombinationen mit antioxidativen Therapien auf einen zeitlichen Abstand von mindestens 12 Std.
Dosierungs-Richtwert:	Jod: **1 – 20 mg** / Tag Selen: **200 mcg** / Tag
€ Kosten:	Am günstigsten fahren Sie mit der *„Lugol`schen Jodlösung"* als Tropfen. Diese gibt es in einer 12% Konzentration. Ein 30 ml-Fläschchen kostet meist unter 20 Euro und reicht ein ganzes Jahr. **Die monatlichen Kosten betragen ca. 1,50 €.**
Bezugs-quellen:	Sowohl Jod, als auch Selen finden Sie in Internetshops
Auf was zu achten ist:	Jod sollte immer **mit Selen kombiniert werden** (100-200 mcg / Tag), da es ansonsten für die Schilddrüse toxisch wirken kann!
Studien:	*(418) (419) (420)*

Wirkung positiv getestet bei:

In vitro (Reagenzglas)	In vivo (Tiere)	In vivo (Mensch)
		✔

Angaben ohne Gewähr. Anwendung auf eigene Gefahr!

Vitamin D3

Hierbei handelt es sich um das so genannte „Sonnenschein-Vitamin". Es kann nur bei ausreichender Exposition gegenüber Sonnenlicht in unserem Körper gebildet werden. Da die Sonne in Deutschland aber genauso selten scheint wie in Alaska, kann man sich vorstellen, dass die meisten Menschen einen Mangel an Vitamin D haben. Vitamin D ist ein äußerst wichtiges Vitamin, genauer gesagt handelt es sich um ein *Hormon*. Der Begriff „Vitamin" hat sich jedoch eingebürgert. Die größte Bedeutung hat Vitamin D auf das Immunsystem. Es sorgt dafür, dass dieses nicht Überhand nimmt und schützt somit vor Autoimmunkrankheiten und hemmt Entzündungen. Gerade Krebs ist mit Entzündungen assoziiert. **Bei Probanden einer Studie mit den niedrigsten Vitamin-D-Spiegeln im Blut war die Gesamtsterblichkeit um mehr als die Hälfte erhöht.** Durch 30 Min. Sonnenbaden werden bereits 10.000 bis 40.000 IE Vitamin D im Körper gebildet! Da erscheinen die 1.000 IE pro Kapsel aus der Drogerie wie ein Marketing-Gag. Dosen von bis zu 70.000 IE **pro Woche** bzw. 10.000 IE pro Tag gelten als sicher. Sollten aber unbedingt mit Magnesium kombiniert werden, da Vitamin D ohne Magnesium nicht in die aktive Form umgewandelt werden kann! Zusätzlich führt Vitamin D in hohen Mengen zu Verkalkungen der Blutgefäße & Gewebe, wenn nicht ausreichend Magnesium zur Verfügung steht. Weitere Mittel, die der Verkalkung durch Vitamin D entgegenwirken sind: Die Aminosäure Lysin, essentielle Fettsäuren (Omega 3 und 6), Inositol (Vitamin B8) sowie das Vitamin K2. Die Mindest-Serumkonzentration von 25 (OH) Vitamin D *(der Vitamin D-Speicher)* sollte laut aktuellen wissenschaftlichen Erkenntnissen bei 75 nmol/l (Nanomoll pro Liter) bzw. 30 ng / ml (Nanogramm pro Milliliter) liegen. Die optimalen Werte liegen zwischen 90 und 100 nmol/l (36-40 ng/ml). Bei den meisten Personen konnten diese Konzentrationen mit den derzeit empfohlenen Einnahmen von 200 und 600 IE Vitamin D pro Tag für jüngere und ältere Erwachsene nicht erreicht werden.

<u>Optimale</u> **Blutwerte für 25-Hydroxyvitamin D3** (dem Vitamin D-Speicher):

Nanomoll pro Liter (nmol / l)	Nanogramm pro Milliliter (ng/ml)
90 - 100	36 - 40

<u>Optimale</u> **Blutwerte für 1,25-OH** (das aktive Vitamin D):

	Pikogramm pro Milliliter (pg/ml)
	25 - 45

Vorsicht Vitamin D-Resistenz: Ist der aktive Spiegel des Vitamin D (1,25-OH) zu hoch und das Speicher-Vitamin D (25 OH) zu niedrig, liegt eine Vitamin D-Resistenz vor. Das bedeutet, dass die Vitamin D-Rezeptoren blockiert bzw. defekt sind. Aufgrund dessen wandelt der Körper ständig das Speicher-Vitamin D in seine aktive Form um. Doch das ist ein Fass ohne Boden, denn so wird der Speicher schnell geleert und die Problematik nicht behoben. Ursache dieser Rezeptor-Blockade ist nach neuesten Studien eine bakterielle Infektion. Der sekundäre Pflanzenstoff Quercetin (ebenso ein Insider-Heilverfahren gegen Krebs), soll in der Lage sein, die defekten Vitamin D-Rezeptoren wiederherzustellen *(Studien **310, 311**)*. Lassen Sie daher in jedem Fall beide Vitamin D-Spiegel messen. Das Aktive <u>und</u> den Speicher!

Menschen mit dunkler Hautfarbe sollten besonders auf ihre Vitamin D-Zufuhr achten, da das Hautpigment zu einer verminderten Vitamin D-Synthese in der Haut führt. Auch die Benutzung von Sonnenschutzmitteln (Sonnenmilch) führt zu einer Blockierung der Vitamin D-Bildung in der Haut.

Beachten Sie: Das Wichtigste ist das Magnesium! Ohne Magnesium kann Vitamin D nicht in die aktive Form umgewandelt werden. Das Vitamin K2 ist eine nette Ergänzung, kann und sollte jedoch niemals als Ersatz für Magnesium herangezogen werden! Auch das Spurenelement Bor ist hier eine Ergänzung. Es sorgt dafür, dass die Halbwertszeit von Vitamin D erhöht wird, so dass das Vitamin D länger aktiv bleibt.

Neutrale Therapie	Diese Therapie kann mit allen anderen auch ohne zeitlichen Abstand kombiniert werden
Dosierungs-Richtwert:	**Vitamin D:** 10.000 IE* bzw. IU** (entspricht 250 Mikrogramm) oder alternativ 70.000 IE 1x/Woche **Magnesium:** 1.000 mg (2x 500 mg) **Vitamin K2 (als MK-7):** 200 mcg (Mikrogramm) **Bor:** 3 mg *IE= Internationale Einheiten* **IU= International units (Englisch)*
€ Kosten:	120 Kapseln zu je 10.000 IE gibt es bereits um die 15 €. Bei einer Tagesdosis von 10.000 IE **entsprechen die monatlichen Kosten in etwa 4 €.**
Bezugs-quellen:	Diverse Internetshops
Auf was zu achten ist:	Ergänzen Sie Vitamin D unbedingt mit Magnesium, denn ohne Magnesium kann Vitamin D nicht in die aktive Form umgewandelt werden! **Ergänzen Sie Vitamin D mit Fett/Öl**, da Vitamin D fettlöslich ist. Siehe Therapie „Essentielle Fettsäuren".
Studien:	*(42) Gemeinsame Wirkungen von Vitamin-D und Sonneneinstrahlung auf das Brustkrebsrisiko* *(43) Vitamin D für die Krebsprävention: Globale Perspektive* *(44) Die Rolle von Vitamin D bei der Verringerung des Krebsrisikos*

Wirkung positiv getestet bei:

In vitro (Reagenzglas)	In vivo (Tiere)	In vivo (Mensch)
		✔

Angaben ohne Gewähr. Anwendung auf eigene Gefahr!

Chlordioxid (MMS)

Hunderttausende von Menschen in der ganzen Welt sind schon durch Chlordioxid geheilt worden. Ob Malaria, Hepatitis oder Grippe. Gegen Chlordioxid scheint keine Mikrobe, kein Virus gewachsen. Drei Atome, nämlich 1x *Chlor und 2x Sauerstoff*, verbinden sich zu *Chlordioxid*, einem der stärksten freien Radikale die wir kennen. Viele haben Jim Humble berichtet, das sie den Krebs durch Chlordioxid geheilt haben. Erfolgsberichte finden sich auch im Internet. Humble erzählte das Beispiel von einer jungen Australierin, die an Lungenkrebs im Endstadium litt. Die Wirkweise von Chlordioxid ist einfach: Es greift alle anaeroben *(= arm an Sauerstoff)* Organismen im Körper an und Krebszellen sind anaerob.

Ich empfehle Chlordioxid jedoch nur in Form von *Einläufen* zu verwenden. Das hat den Vorteil, dass so das Chlordioxid *direkt* ins Blut gehen kann und es hat zudem *keine* Nebenwirkungen. Bei der oralen Aufnahme kommt es in der Regel zu starker Übelkeit und Durchfall. Der *erste* Einlauf wird meist lediglich den Darm leeren. Erst wenn der Enddarm leer ist, kann das Chlordioxid-Wasser längere Zeit gehalten werden. Somit dient der erste Einlauf der Entleerung des Darms und der Zweite (der unmittelbar danach folgen sollte) der eigentlichen anvisierten Wirkung. Zwecks Dosierung gibt es kein Patentrezept. Allgemein wird empfohlen, die Dosis stetig zu steigern. Ich selbst machte Chlordioxid-Einläufe bereits mit 30 Tropfen (30 Tropfen Natriumchlorit + 30 Tropfen Zitronensäure) ohne Nebenwirkungen! Und das bestätigen auch die *zahlreichen* Erfahrungsberichte aus den Internet-Foren. Chlordioxid ist sicher. Es wird nur ständig seitens der Mainstream-Medien „durch den Kakao gezogen", weil die Pharma-Lobby mit so etwas einfachem zu wenig Geld verdienen kann. Der Rest ist Unwissenheit und Ignoranz seitens der Journalisten. Wäre Chlordioxid unwirksam und gefährlich (wie immer wieder behauptet wird), *so wüsste man anhand der tausenden Erfahrungsberichte aus der ganzen Welt davon!* Chlordioxid besteht aus Natriumchlorit + einer Säure (z.B. Zitronensäure) und ist für wenig Geld im Internet zu bestellen, z.B. bei eBay, Amazon und vielen weiteren Anbietern, aber auch in Apotheken. Sie sollten (wie bei jeder oxidativen Therapie) diese nicht mit Antioxidantien wie Vitamin C oder Saft kombinieren!

Tipp: Mit der chemisch verwandten Dichloressigsäure (die auch hier im Buch beschrieben wird), liegt ein Erfolgsbericht (erschienen in einem wissenschaftlichen Journal) vor *(100)*. Es handelte sich dabei um das so genannte „Non-Hodgkin-Lymphom", eine Art von Lymphdrüsenkrebs. In dem Fallbericht *(100)* kam es zu einer kompletten Remission des Lymphoms!

Chlordioxid   **Auf einen Blick**

Oxidative Therapie	Achten Sie bei Kombinationen mit antioxidativen Therapien auf einen zeitlichen Abstand von mindestens 12 Std.
Dosierungs-Richtwert:	**Einlauf:** 30 Tropfen Natriumchlorit (mit T am Ende!) + 30 Tropfen 50% Zitronensäure (oder alternativ eine andere Säure, aber in keinem Fall Vitamin C / Ascorbinsäure!). **Oral:** Beginnend mit 1+1 Tropfen, der dann stetig (bis max. 30 Tropfen) gesteigert wird. Aufgrund der hohen Nebenwirkungen wie Übelkeit, empfehle ich die orale Einnahme <u>nicht</u>!
€ Kosten:	2x 100 ml kosten in etwa 20 €. Das reicht für mindestens 6, eher 12 Monate. **Die monatlichen Kosten liegen daher bei max. 3 €.**
Bezugs-quellen:	Internetshops, aber auch in Apotheken unter der PZN **16333258** . Die Lieferung über Apotheken ist allerdings schwer. Bei den meisten Apotheken ist das Produkt nicht bestellbar. Am besten wäre die Bestellung über eine Online-Apotheke. Aber selbst diese haben eine lange Lieferzeit. Ich empfehle daher den Bezug über einen Onlineshop.
Auf was zu achten ist:	Bei der oralen Einnahme kann es zu starker Übelkeit kommen. Besser wäre daher die Anwendung als Einlauf.

Wirkung positiv getestet bei:

In vitro (Reagenzglas)	In vivo (Tiere)	In vivo (Mensch)
		✔ *

Angaben ohne Gewähr. Anwendung auf eigene Gefahr!
* Basierend auf Erfahrungsberichten

Aktive und passive Fiebertherapie

Bei der **aktiven** Fieber-Therapie produziert der Körper das Fieber (im Gegensatz zum passiven Hyperthermie-Verfahren) *selbst*. Zur Auslösung des Fiebers werden Bakteriengifte eingesetzt. Fieber ist ein natürlicher und äußerst effektiver Abwehrmechanismus unseres Körpers, der durch bestimmte Reize ausgelöst wird. Fieber an sich ist keine Krankheit, sondern ein Symptom und hat in der Regel eine lebenserhaltende und gesundheitsfördernde Funktion. Untersuchungen zeigen, dass es nach Fieber (insbesondere durch Staphylokokken verursachtes Fieber), zu spontanen Tumor-Rückbildungen gekommen ist.

Bei der **passiven** Fiebertherapie (Hyperthermie) basiert der Ansatz darauf, dass Krebszellen hitzeempfindlich sind. Die Tumore werden bei diesem Verfahren auf 40-43 Grad erwärmt. Bei der Behandlung liegt der Patient in einem Gerät, das elektromagnetische Wellen aussendet – exakt dorthin, wo der Tumor sitzt. Eine unterschiedlich verzögerte Aktivierung der Strahlung bewirkt, dass sich die Wellen außerhalb des bösartigen Gewebes auslöschen, im Tumor jedoch gebündelt werden und die Krebszellen erwärmen. Ein Ingenieur berechnet individuell die Dosis und Position der Strahlung. Mit Sonden oder Kernspintomografie stellen die Therapeuten sicher, dass im Tumor die richtige Temperatur herrscht.

Oxidative Therapie	Achten Sie bei Kombinationen mit antioxidativen Therapien auf einen zeitlichen Abstand von mindestens 12 Std.
Dosierungs-Richtwert:	Bei der aktiven Fiebertherapie bekommt der Patient eine Lösung mit abgetöteten Bakterienstämmen gespritzt. Daraufhin entwickelt der Patient innerhalb einer Stunde Fieber. Da die Bakterien tot sind, kommt es bereits nach 4 bis 6 Std. zu einer Normalisierung der Körpertemperatur. Bei der passiven Fiebertherapie wird der Patient an spezielle Geräte angeschlossen, die den Tumor stark aufheizen.
€ Kosten:	Die Kosten sind je nach Praxis oder Klinik sehr unterschiedlich. Rechnen Sie aber mit ca. **250 € pro Behandlung.**
Bezugs-quellen:	Bitte suchen Sie in Ihrer Nähe einen Therapeuten, der die aktive oder passive Fiebertherapie durchführt.
Auf was zu achten ist:	Die Fiebertherapie darf nicht angewandt werden bei: **Hirntumore**, Hirnödeme, Herzinsuffizienz, schwere Herzrhythmusstörungen, Angina Pectoris, frischer Herzinfarkt, Vitalkapazität kleiner 60%, akute Hepatitis oder Nephritis (Nierenentzündung), Leberzirrhose oder Niereninsuffizienz, Neigung zu Fieber-Konvulsionen (Fieber-Anfälle), Epilepsie, Multiple Sklerose, ausgeprägte cerebrale Ischämie, Thrombosen, Thrombophlebitis, Hyperthyreose, Karnofsky-Index kleiner 60%, Gewichtsverlust und Schwangerschaft.
Studien:	*(53) Fieber, Pyrogene (Feuer/Entzündungen) und Krebs*

Wirkung positiv getestet bei:

In vitro (Reagenzglas)	In vivo (Tiere)	In vivo (Mensch)
		✔ *

Angaben ohne Gewähr. Anwendung auf eigene Gefahr!*
Basierend auf Erfahrungsberichten

Borretschöl + Fischöl

Wissenschaftler fanden in Zellkulturen heraus, dass die Omega 6-Fettsäure **Gamma-Linolensäure** die Vermehrungsrate einer Anzahl maligner Zelllinien unterdrückt. Die mehrfach ungesättigten Fettsäuren Linolsäure, Gamma-Linolensäure, Arachidonsäure, Alpha-Linolensäure, Eicosapentaensäure und Docosahexaensäure sowie die Prostaglandine E1 und A1 unterdrückten die Geschwindigkeit der Zellproliferation. Bei ganz hohen Dosen von mehrfach ungesättigten Fettsäuren kam es sogar zu einem kompletten Absterben der Krebszellen.

Aber auch bei Menschen gab es sensationelle Erfolge: Gamma-Linolensäure in Form von Nachtkerzenöl + Vitamin C wurde an sechs Patienten mit Leberkrebs verabreicht. In 3 Fällen (50%) kam es zu einer klinischen Verbesserung und Verringerung der Tumorgröße. Ein Patient zeigte eine bemerkenswerte Verbesserung bei der Verringerung der Leber- und Tumorgröße *(Studie 305)*.

Vergessen Sie Fettsäuren wie Omega 9 (Olivenöl) oder gesättigte Fettsäuren (Kokosfett)! Zwar sind diese nicht schädlich, aber auch nicht essentiell. Der Körper ist nicht auf Omega 9 oder gesättigte Fettsäuren angewiesen.

Nur zwei Fettsäuren sind essentiell:

Linolsäure (Omega 6) und

Alpha-Linolensäure (Omega 3)

sowie die semi-essentielle:

Gamma-Linolensäure (Omega 6)

Essentiell bedeutet: Wenn der Körper diese nicht erhält, wird er krank. Wobei ich dazu sagen muss: Diese beiden Fettsäuren beinhalten lediglich die **Vorstufen** der daraus gebildeten Prostaglandine (Gewebshormone). Doch ein Bild sagt bekanntlich mehr als 1000 Worte:

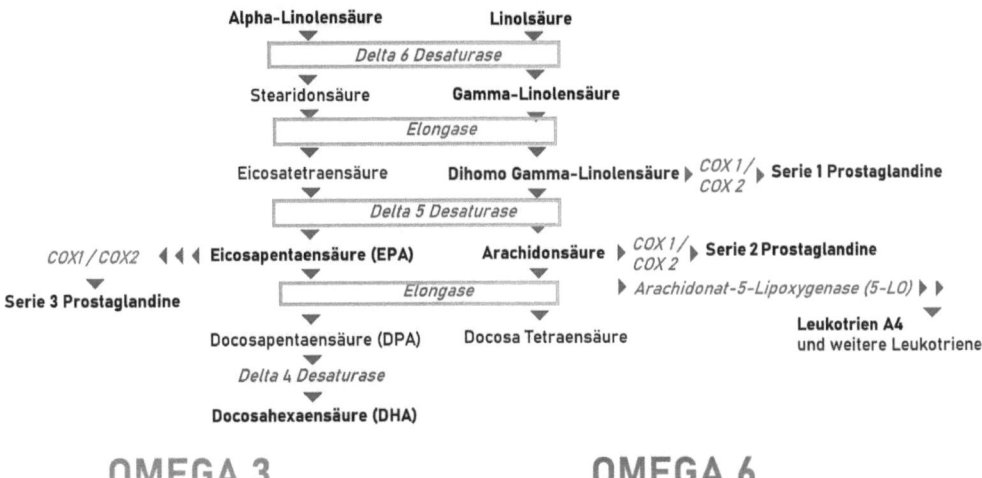

Wirklich essentiell sind auf der Omega-3-Seite (links) nur die Fettsäuren **Eicosapentaensäure (EPA)**, aus der die Prostaglandine der Serie 3 hergestellt werden, sowie die weitere Umwandlung zur **Docosapentaensäure (DPA)** und die **Docosahexaensäure (DHA)**. Wenn Sie also z.B. Fisch(öl) einnehmen, dann ist dort EPA und DHA bereits fertig enthalten, so dass Sie die erste Stufe (Alpha-Linolensäure, z.B. aus Leinöl) nicht mehr benötigen. Auf der Omega 6-Seite (rechts) sind nur die **Gamma-Linolensäure** essentiell sowie die **Arachidonsäure**. Auch hier können Sie natürlich einfach ein Öl verzehren, wo Linolsäure vorkommt und Ihr Körper wird daraus dann die weiteren Fettsäuren und Prostaglandine produzieren. Allerdings gibt es einige Menschen, die einen Enzym-Mangel an Delta-6-Desaturase haben. Und das sind vor allem Krebspatienten: So fanden Wissenschaftler im Rahmen einer Studie heraus:

Eine niedrigere Delta-6-Desaturase-Enzymaktivität wurde in Brusttumoren im Vergleich zu normalem Gewebe beobachtet. Tumore von Patienten, die eine schlechte Prognose hatten und von denen, die an Brustkrebs starben, wiesen den <u>*niedrigsten Gehalt der Delta-6-Desaturase auf!*</u> *(Studie 306).*

Das bedeutet, dass der Körper die Linolsäure nicht weiter verstoffwechseln kann. Es gibt zwei Möglichkeiten gegen den Enzym-Mangel vorzugehen:

- durch den Konsum eines Öls, wo die Omega 6-Fettsäure **Gamma-Linolensäure** bereits fertig vorkommt und daher das Delta-6-Desaturase-Enzym nicht mehr benötigt wird. Das sind nur drei Öle: **Borretschöl** (mit einem Gehalt von ca. 20% Gamma-Linolensäure), **Nachtkerzenöl** (mit einem Gehalt von ca. 10%) und **Hanföl** (mit einem Gehalt von 0,5 bis 4%). Auf der Omega 3-Seite kann durch den Konsum von **Fischöl** die Delta-6-Desaturase-Enzymaktivität umgangen werden.

Oder die zweite Möglichkeit: Durch Zufuhr der folgenden Vitalstoffe kann die Enzym-Aktivität der Delta-6-Desaturase wieder angekurbelt werden *(Studie 304):*

- Durch mäßige Kalorienzufuhr *(erhöht die Enzymaktivität um 300%)*

- Durch Vermeidung von Diabetes

- Vitamin B3

- Vitamin B6

- Zink

- Vitamin C

- Melatonin (Das „Schlafhormon")

- Magnesium

Am sichersten erscheint es jedoch, beide Varianten zu nutzen. Also sowohl eine Kombination aus Borretschöl/Nachtkerzenöl + Fischöl, als auch die Vitalstoffe zu konsumieren, die die Delta-6-Desaturase wieder ankurbeln.

Die Bezeichnungen Omega-3- und Omega-6-Fettsäuren sind mehrfach ungesättigte Fettsäuren und der Begriff „Omega" bezieht sich auf die Lage der Doppelbindungen in deren chemischen Strukturen. Omega ist der letzte Buchstabe im griechischen Alphabet. Omega-6 bedeutet, dass die *letzte* Doppelbindung in der mehrfach ungesättigten Kohlenstoffkette der Fettsäure bei der sechst letzten C-C-Bindung (Doppelbindung) vorliegt. Bei Omega 3 ist es die dritt Letzte. Je mehr Doppelbindungen in ihr vorhanden sind, desto flüssiger und flexibler ist die Fettsäure und wird je nach Vorhandensein einer oder mehrerer Doppelbindungen als einfach oder mehrfach ungesättigt bezeichnet. Die Fettsäuren bestehen aus einer Kohlenstoffkette mit einigen fehlenden Wasserstoffatomen. Je mehr es an Wasserstoffatomen mangelt, desto mehr krümmt sich die Kohlenstoffkette und so verändern sich die Eigenschaften der Fettsäure. Der Begriff „ungesättigt" bezieht sich also auf das Fehlen von Wasserstoffatomen.

Der weit verbreitete Fettsäure-Mangel:
Sicher haben Sie schon viel davon gehört, dass wir **angeblich** durch unsere westliche Ernährung mit Omega 6-Fettsäuren überversorgt sind und es lediglich an Omega-3-Fettsäuren mangelt. Angeblich sollen Omega 6-Fettsäuren entzündungsfördernd wirken, während Omega 3-Fettsäuren entzündungshemmend wirken sollen. Doch ganz so einfach ist es nicht.

Die Problematik im Überblick:

1. Omega 6 ist nicht gleich Omega 6! Denn essentiell ist nur die **Linolsäure.**

2. Linolsäure kommt in der modernen westlichen Ernährung kaum vor, da das Sonnenblumenöl, welches zum braten verwendet wird, arm an Linolsäure ist. Man hat diese herausgezüchtet, zwecks besserer Bratfähigkeit.

3. Selbst wenn man mal ein Öl bzw. anderweitige linolsäurehaltige Nahrung erwischen sollte, haben viele Menschen, insbesondere Diabetiker und Krebspatienten, einen **Enzym-Mangel**, um die Linolsäure weiter zu Gewebshormonen (Prostaglandinen) konvertieren zu können.

4. Die Gesamtaufnahme an Linolsäure (Omega 6), <u>als auch</u> an den Omega-3-Fettsäuren ist insgesamt zu niedrig.

5. Die Folge ist ein **Mangel <u>aller drei</u> Prostaglandin-Serien** mit zahlreichen Symptomen: Schlechtes Immunsystem, Hautkrankheiten, prämenstruelles Syndrom, Haarausfall, Durchblutungsstörungen, Magen-Darm-Beschwerden, krankes Nervensystem, Autoimmunkrankheiten und Krebs.

6. Zahlreiche Erfahrungsberichte bestätigen, dass durch den Konsum von Omega-6-reichen Pflanzenölen Gesundheitsprobleme und Entzündungen verschwanden.

Wenn Sie jetzt sagen „Ja, aber wir verzehren doch so viel Omega 6 Fettsäuren durch unsere moderne Ernährung", dann würde ich Ihnen raten, einmal genau hin zu schauen. Wo kommen die zwei essentiellen Fettsäuren Linolsäure und Alpha-Linolensäure überall vor? Fangen wir zunächst mit der Omega-6- **Linolsäure** an:

- Traubenkernöl ca. **65 %**
- Distelöl (Safloröl) ca. **65%**
- Hanföl ca. **50 %**
- Sojaöl ca. **55%**
- Baumwollsaatöl ca. **50%**
- Weizenkeimöl ca. **50%**
- Maiskeimöl ca. **50%**
- Sonnenblumenöl ca. **60%**
- Sonnenblumenöl <u>zum Braten</u> ca. **5%**
- Rapsöl ca. **25%**
- Leinöl ca. **15%**
- Olivenöl ca. **5%**
- Walnüsse ca. **34%**
- Erdnüsse ca. **14%**
- Haselnüsse ca. **8%**

Das bedeutet: Sie müssten 100 g Walnüsse am Tag essen, um auf 34 g Linolsäure zu kommen. Oder 100 ml Traubenkernöl trinken, um auf 65 g zu kommen. Bei Sonnenblumenöl haben wir eine Besonderheit: Während das „naturbelassene" Sonnenblumenöl einen sehr hohen Linolsäure-Gehalt bis zu ca. 70% aufweist, so hat das Sonnenblumenöl, welches zum braten verwendet wird, meist gerade mal um die 2%-5% (in etwa). Denn die Linolsäure eignet sich nicht zum braten. Daher hat man diese herausgezüchtet. Sie sehen also schon: *SO* einfach kommen wir nicht an die Linolsäure, wie uns immer wieder verkauft wird! Linolsäure ist Mangelware. Und selbst wenn Sie dennoch ausreichend davon verzehren, könnte es gut sein, dass Sie einen Enzymmangel haben, der die Linolsäure nicht weiter zur Arachidonsäure und den Prostaglandinen konvertieren kann. Eine weitere Möglichkeit an

Prostaglandine der Serie 2 zu kommen, ist die Aufnahme von reiner *Arachidonsäure* aus tierischen Lebensmitteln, insbes. Schweineschmalz und Innereien. Doch wer verzehrt diese schon? Von den ganzen Schattenseiten der gemeingefährlichen „Fleisch-Mafia" mit Massentierhaltung, Wachstumshormonen und Antibiotika mal ganz abgesehen.

Schauen wir uns nun an, wo die zweite essentielle Fettsäure, die Omega 3-**Alpha-Linolensäure** überall vorkommt:

- Leinöl: ca. **55%**
- Chiaöl: ca. **60%**
- Perillaöl: ca. **60%**
- Sacha Inchi Öl: ca. **50%**
- Leindotteröl: ca. **35%**
- Hanföl: ca. **15%**
- Walnussöl: ca. **13%**
- Rapsöl: ca. **9 %**
- Sojabohnenöl: ca. **8 %**

Sie sehen also schon, dass es sowohl an Omega 3, <u>als auch</u> an Omega 6 mangelt.

Leinöl hat krebshemmende Eigenschaften:

Nicht nur Fisch- und Borretschöl, sondern auch beim bekannten Leinöl konnte in Studien eine krebshemmende Wirkung nachgewiesen werden *(414, 416)*. Leinöl enthält ca. **55% der entzündungshemmenden Alpha-Linolensäure**, die weiter zu den entzündungshemmenden Prostaglandinen der Serie 3 verstoffwechselt wird. Des Weiteren wirkt diese Fettsäure auch *selbst* bereits sehr stark entzündungshemmend.

Mehr Informationen zum Thema Fettsäuren finden Sie in meinem Buch *„Das Märchen vom bösen, entzündungsfördernden Omega 6".* Bestellbar im Buchhandel.

Borretschöl + Fischöl **Auf einen Blick**	
Neutrale Therapie **(wenn sie ohne Antioxidantien kombiniert wird)**	Diese Therapie kann mit allen anderen kombiniert werden. Jedoch nur dann, wenn Sie die Antioxidantien weglassen (siehe Dosierungs-Richtwert). Ansonsten gilt die Einnahme der Öle zusammen mit Vitamin E oder einem anderen Antioxidans als antioxidative Therapie, die nicht mit einer oxidativen Therapie kombiniert werden sollte.
Dosierungs-Richtwert:	Morgens und abends jeweils 1 Esslöffel Borretschöl + 1 Esslöffel Fischöl + 1 Esslöffel Leinöl **Kombinieren Sie diese Öle mit einem fettlöslichen Antioxidans:** Z.B. Vitamin E, Beta-Carotin oder Mariendistel, da mehrfach ungesättigte Fettsäuren sehr anfällig für Oxidation sind! Bewahren Sie die Öle nach Möglichkeit im Kühlschrank auf!
€ Kosten:	1 Liter Borretschöl gibt es bereits ab 55 € pro Liter (günstigster Preis). Bei 150 ml im Monat sind das ca. 8 €/Monat. 1 Liter Lachsöl (für Tiere) bereits ab 10 €/Liter (2 €/Monat). 1 Liter Leinöl für 11 €/Liter (1,70 €/Monat). **Das ergibt einen monatlichen Preis von ca. 12 €.**
Bezugsquellen:	Diverse Internetshops
Auf was zu achten ist:	**Kaufen Sie nur BIO-Öle!**
Studien:	*(305) (306)*

Wirkung positiv getestet bei:

In vitro (Reagenzglas)	In vivo (Tiere)	In vivo (Mensch)
✔		✔

Angaben ohne Gewähr. Anwendung auf eigene Gefahr!

Homöopathie

Die Homöopathie (übersetzt „ähnliches Leiden") ist eine Behandlungsmethode, die auf den Vorstellungen des deutschen Arztes Samuel Hahnemann beruht. Es handelt sich hierbei um eine uralte Heilmethode, die es bereits seit 1796 gibt. Das Prinzip ist simpel erklärt: Gifte, die bei gesunden Menschen Krankheiten *auslösen*, benutzt man in der Homöopathie extrem stark verdünnt. Und zwar meist so stark verdünnt, dass chemisch gesehen kein Molekül mehr übrig bleibt. Es ist so, als würde man ein Stuck Würfelzucker in den Bodensee schmeißen und anschließend 1x umrühren. Nur mit dem Unterschied, dass das *Schütteln* der homöopathischen Lösung eine besondere Bedeutung zukommt. Mit dem stark verdünnten Gift, welches chemisch gesehen nicht mehr existiert, sollen genau die Krankheiten geheilt werden, die es in hoher Konzentration *auslösen* würde. Die Homöopathie ist somit kein chemisches Heilverfahren, sondern es handelt sich hierbei um Informations-Medizin. Das Stück Würfelzucker im Bodensee ist chemisch zwar nicht mehr nachweisbar. Aber alle Zeugen, die bei dem hineinwerfen dabei waren, wissen es. Und genau darum geht es. Um Information. Es wird dem Organismus also eine Information zugeteilt, die gewisse chemische Veränderungen und damit Heilung bringen soll. In der Homöopathie verwendet man dazu so genannte *Potenzen*. Je länger die ersten Symptome zurückliegen, desto höher sollte die Potenz sein. Grundsätzlich sollen höhere Potenzen stärker wirken als niedrige. Auch wenn das sehr paradox klingen mag...

Hier finden Sie eine Übersicht über die einzelnen Potenzen:

D1:	1:10
D2 / C1:	1:100
D4 / C2:	1:10.000
D6 / C3:	1:1.000.000 (1 Mio.)
D8 / C4:	1:100.000.000 (100 Mio.)
D24 / C12:	ein Tropfen im gesamten Atlantik
D60 / C30:	ein Tropfen auf Milliarden von Galaxien
D1000/C500:	Höchste D-Potenz
C1000:	Höchste C-Potenz

Wenn Sie mehrere homöopathische Mittel einnehmen, sollte zwischen den Mitteln immer ein Abstand von 15-30 Min. liegen. Es sei denn, Sie nehmen homöopathische Mittel, welche zusammengehören und sich ergänzen, wie das z.B. bei Ruta C6 + Calcium Phosphoricum D3 der Fall ist.

Klassische Homöopathie: In der klassischen Homöopathie wird ein erfahrener Homöopath mit Ihnen einen großen Fragen-Katalog durchgehen und auch ggf. mit Hilfe der Kinesiologie das auf Ihre Bedürfnisse *maßgeschneiderte* Mittel zuweisen. Dennoch machen auch Homöopathen Fehler und gerade in Bezug auf Krebs kennen sich einige Homöopathen leider überhaupt nicht aus. Im Buch *„Homöopathie bei Krebs"* finden Sie zu jeder Krebsart das passende Mittel. Bringen Sie das Buch am besten Ihrem Homöopathen mit, damit dieser die dort vorgeschlagenen Mittel in seiner Auswertung mit einfließen lassen kann!

Achtung: Aus völlig unverständlichen Gründen sind die meisten homöopathischen Mittel mit Laktose (Milchzucker) angereichert. Und das, obwohl 75% der Weltbevölkerung eine Laktose-Intoleranz hat. Auch wenn Sie glauben, dass Sie so eine Intoleranz nicht haben, ist es besser, auf

Präparate *ohne* Milchzucker zu setzen, da diese besser vom Körper aufgenommen werden. Meist handelt es sich bei den mit Laktose angereicherten Präparaten um Tabletten. Aber es ist nicht auszuschließen, dass auch hier und da Globuli (Streukügelchen) mit Laktose beladen sind. Prüfen Sie daher vor jedem Kauf, dass keine Laktose enthalten ist!

Insider-Heilverfahren gegen Hirntumore:
Ruta graveolens C6 + Calcium phosphoricum D3

Ruta graveolens (Weinraute) ist eine Pflanze, die in Südeuropa und Nordafrika heimisch ist. In Deutschland wird sie in Gärten als Zierpflanze angebaut. Die Inhaltsstoffe der Pflanze besitzen ätherische Öle sowie besondere sekundäre Pflanzenstoffe. Heutzutage kommt diese Heilpflanze fast nur noch in Form der Homöopathie zur Anwendung. Calcium Phosphoricum ist auch bekannt unter der Bezeichnung „Schüsslersalz Nr. 2". Chemisch gesehen handelt es sich um das Calciumhydrogenphosphat. Warum ausgerechnet diese Kombination gegen Gehirntumore wirken soll, kann Ihnen wohl nur der Erfinder verraten. Fakt ist jedenfalls, dass diese Kombination bereits tausenden Patienten das Leben gerettet haben soll und die Wirkung gegen Gehirntumore wurde auch bereits in einer Studie *(379)* bewiesen: Fünfzehn Patienten mit diagnostizierten Hirntumoren wurden mit Ruta C6 + Calcium phosphoricum D3 behandelt. Von diesen 15 Patienten zeigten **6 der 7 Glioblastom-Patienten eine vollständige Rückbildung der Tumore.** In Deutschland ist diese Therapie-Form nahezu unbekannt. Ein weiteres homöopathisches Mittel gegen Hirntumore ist *Thuja occidentalis (Abendländischer Lebensbaum),* bei dem in vitro ein Absterben von Glioblastom-Zellen *(Studie 380)* beobachtet wurde.

Buch-Tipp: *„Homöopathie bei Krebs: Ein revolutionärer Ansatz"* von Dr. A. U. Ramakrishnan. Dort finden Sie zu jeder Krebsart das passende Mittel!

Neutrale Therapie	Diese Therapie kann mit allen anderen auch ohne zeitlichen Abstand kombiniert werden.
Dosierungs-Richtwert:	Sofern vom Homöopathen nicht anders verordnet: 3 x oder mehrmals täglich je 10 Globuli (pro homöopathischem Mittel) auf der Zunge zergehen lassen. Bei Tabletten nehmen Sie 3 x 1 Tablette (ebenso auf der Zunge zergehen lassen, nicht einfach runter schlucken!)
€ Kosten:	**Ca. 2 - 10 € / Monat**
Bezugsquellen:	Apotheken
Auf was zu achten ist:	Die Zuckerkügelchen (Globuli) sollte man lutschen und langsam im Mund zergehen lassen. Das gilt auch für Tropfen und Tabletten! Achten Sie darauf, dass **keine Laktose** in den Mitteln enthalten ist.
Studien:	*(379) Ruta 6 selectively induces cell death in brain cancer cells but proliferation in normal peripheral blood lymphocytes: A novel treatment for human brain cancer.* *(380) Pro-apoptotic and anti-angiogenic properties of the α /β-thujone fraction from Thuja occidentalis on glioblastoma cells.*

Wirkung positiv getestet bei:

In vitro (Reagenzglas)	In vivo (Tiere)	In vivo (Mensch)
✔		✔

Angaben ohne Gewähr. Anwendung auf eigene Gefahr!

Es folgen:

Therapien
mit positiver Erfahrung
an Tieren

Sesamin

Bei Sesamin handelt es sich um ein Lignan, das ist ein Polyphenol (ein sekundärer Pflanzenstoff), welcher aus den Rinden von Fagara-Bäumen und aus Sesamöl isoliert wird. Mehrere Studien zeigen, dass Sesamin starke Antikrebseigenschaften besitzt. Die Krebs bekämpfenden Wirkungen beruhen auf den Zelltod, entzündungshemmend, anti-metastasierend, eine Wirkung gegen die Bildung neuer Blutgefäße und eine Stimulierung des Immunsystems. Obwohl die genauen Signalwege, die durch Sesamin in Krebszellen ausgelöst werden, nicht vollständig geklärt sind, zeigen die bisherigen Ergebnisse, dass es sich um eine regulatorische Fähigkeit der folgenden Faktoren handelt, die bei Krebs eine große Rolle spielen: NF-κB, STAT3, JNK, ERK1 / 2, p38 MAPK, PI3K / AKT, Caspase-3 und p53. Es handelt sich hier um regulatorische Proteine, die die Regulation der Immunantwort, die Zellproliferation und die Apoptose von Zellen kontrollieren.

Synergie-Wirkung mit Vitamin E:

In einer Tier-Studie *(435)* wirkte sich die Kombination von Sesamin zusammen mit Vitamin E (als Gamma-Tocotrienol) besonders gut gegen Krebs aus. Die Wirkung des Sesamins wurde dadurch noch weiter verstärkt. Siehe Therapie: „Vitamin E (Tocotrienol)".

Sesamin   Auf einen Blick

Antioxidative Therapie	Achten Sie bei Kombinationen mit oxidativen Therapien auf einen zeitlichen Abstand von mindestens 12 Std.
Dosierungs-Richtwert:	300 mg / Tag (kann auf den Tag verteilt eingenommen werden, z.B 3 x 100 mg)
€ Kosten:	ca. **20 €** / Monat
Bezugs-quellen:	Diverse Internetshops, evtl. auch Apotheken und Reformhäuser.
Auf was zu achten ist:	---
Studien:	*(434) (435) (436) (437)*

Wirkung positiv getestet bei:

In vitro (Reagenzglas)	In vivo (Tiere)	In vivo (Mensch)
✔	✔	

Angaben ohne Gewähr. Anwendung auf eigene Gefahr!

Granatapfel

Studien haben gezeigt, dass Granatapfelsaft und / oder Granatapfel-Extrakt selektiv das Wachstum von **Prostatakrebs**, **Brustkrebs**, **Dickdarmkrebs** und **Lungenkrebs** im Reagenzglas und auch bei Tieren hemmen. Die Pflanzenstoffe im Granatapfel haben auch eine antiandrogene Aktivität und zeigten daher ein besonders gutes Ansprechen bei Prostatakrebs, aber auch bei Brustkrebs. Auch die Neubildung von Blutgefäßen wurde durch Granatapfel unterdrückt. Dieses ist besonders wichtig, da die Neubildung von Blutgefäßen die Metastasenbildung begünstigt. Eine **Kombination** von Granatapfel und Soja bzw. dem darin enthaltenen Genistein soll den krebshemmenden Effekt des Granatapfels noch weiter verstärken.

Granatapfel Auf einen Blick	
Antioxidative Therapie	Achten Sie bei Kombinationen mit oxidativen Therapien auf einen zeitlichen Abstand von mindestens 12 Std.
Dosierungs-Richtwert:	Mindestens **1.500 mg** / Tag
€ Kosten:	Granatapfel-*Saft* kostet mit 5-10 Euro pro Liter sehr viel Geld. Günstiger sind die Extrakte in Tabletten-Form. Bei 1.500 mg/Tag entsprechen die **monatlichen Kosten in etwa 13 €.**
Bezugsquellen:	Internetshops, Apotheken, Reformhäuser
Studien:	*(34) (35) (36) (37)*

Wirkung positiv getestet bei:

In vitro (Reagenzglas)	In vivo (Tiere)	In vivo (Mensch)
✔	✔	

Angaben ohne Gewähr. Anwendung auf eigene Gefahr!

Ellagsäure

ist ein Polyphenol, ein sekundärer Pflanzenstoff, der in einigen Obstsorten vorkommt und von dem sowohl im Reagenzglas, als auch bei Tieren, Tumor vernichtende Wirkungen hervorruft: So wird die DNA-Bindung an Karzinogene unterbrochen, die Tumorzellproliferation wird gehemmt, die Apoptose induziert, die Virusinfektion blockiert und Entzündungen reguliert. Eine herausragende Rolle ist die Wirkung der Anti-Angiogenese, also die Blockade der Bildung neuer Blutgefäße. Dies schützt vor Metastasierung. Bei Tieren kam es durch Ellagsäure sogar zu einem Absterben der Krebszellen bei dem schwer behandelbaren **Bauchspeicheldrüsenkrebs** *(Studie 780)*. Polyphenole werden in westlichen Ländern und Entwicklungsländern aufgrund unzureichender Obst- und Gemüsezufuhr in nicht ausreichenden Mengen verzehrt. Die höchsten Gehalte haben Himbeeren, Brombeeren, Erdbeeren und Granatäpfel, wo der Pflanzenstoff mit ca. 40 mg/100 g vorkommt.

Ellagsäure Auf einen Blick	
Antioxidative Therapie	Achten Sie bei Kombinationen mit oxidativen Therapien auf einen zeitlichen Abstand von mindestens 12 Std.
Dosierungs-Richtwert:	**2.000 mg** / Tag
€ Kosten:	**ca. 50 € / Monat** (bei 2.000 mg / Tag)
Bezugsquellen:	Diverse Internetshops
Studien:	*(780) (781) (782) (783)*

Wirkung positiv getestet bei:

In vitro (Reagenzglas)	In vivo (Tiere)	In vivo (Mensch)
✔	✔	

Angaben ohne Gewähr. Anwendung auf eigene Gefahr!

Calcium D-Glucarat + Vitamin C

Calcium D-Glucarat wirkt als Beta-Glucuronidase-Hemmer. Beta-Glucuronidase ist ein Enzym, das von E. coli-Bakterien im Darm produziert wird. Dieses Enzym bricht die Verbindung zwischen den toxischen Verbindungen, die der Körper zu beseitigen versucht und der Glucuronsäure, die dafür verantwortlich ist, Toxine zu eliminieren. Wenn die Beta-Glucuronidase die Bindung bricht, wird das Hormon oder Toxin wieder in den Körper freigesetzt statt ausgeschieden werden zu können. Erhöhte Glucuronidase-Aktivität ist mit einem erhöhten Risiko für verschiedene Krebsarten verbunden. Vor allem für hormonabhängige Krebsarten wie Brust- und Prostatakrebs. Glucuronidierung beschreibt einen Prozess, bei dem Glucuronsäure mit verschiedenen Toxinen in der Leber konjugiert (verbunden) werden, so dass sie durch die Galle oder den Urin zur Ausscheidung gebracht werden können. Es stellt einen der wichtigsten Wege für den Körper dar, sich von Giftstoffen zu befreien. Zusätzlich entfernt es verbrauchte und synthetische Hormone aus dem Körper. Neben Darmbakterien als Beta-Glucuronidase-Hemmer gibt es noch einen zweiten Weg, nämlich das Calcium-D-Glucarat. Hierbei handelt es sich um eine synthetische Substanz, die der natürlich vorkommenden Glucarsäure (Vorkommen in Kohl, Salat, Äpfeln, Grapefruit, Brokkoli, Rosenkohl) ähnelt. Bei der an Mäusen verabreichtes Calcium-D-Glucarat auf der Haut, kam es zu einem signifikanten Absterben der Tumorzellen durch Apoptose *(Studie 413)*.

Auch das allseits bekannte Vitamin C eignet sich bei der Ausleitung von Schwermetallen. Der Mensch ist neben einigen wenigen Tieren wie Fledermaus, Meerschweinchen und Affen, nicht in der Lage sein Vitamin C selbst herstellen zu können. Wissenschaftliche Untersuchungen bei Tieren haben gezeigt, dass diese jeden Tag mehrere Gramm selbst produzieren und in Stress-Situationen sogar um ein vielfaches mehr! Möglicherweise ist das auch die Antwort darauf, warum Menschen (im Gegensatz zu Tieren) sehr anfällig für Grippe und Erkältungskrankheiten sind. Aber zurück zum Thema Entgiftung: Bei Ratten wurde 28 Tage lang eine Diät mit einer täglichen Dosis von 10 mg Cadmium/ kg im Futter verabreicht. Eine Gruppe davon erhielt normales Trinkwasser, die andere Gruppe Trinkwasser, was mit Vitamin C angereichert war. In der Vitamin C-Gruppe verringerte sich der Cadmiumgehalt in Leber, Nieren, Hoden und Muskeln. Die höchsten Abnahmen wurden in den Hoden gefunden, die niedrigsten in den Muskeln *(Studie 406)*.

Calcium D-Glucarat + Vitamin C Auf einen Blick	
Antioxidative Therapie	Achten Sie bei Kombinationen mit oxidativen Therapien auf einen zeitlichen Abstand von mindestens 12 Std.
Dosierungs-Richtwert:	**Calcium D-Glucarat:** Morgens und abends jeweils 1.000 mg **Vitamin C:** Morgens und abends jeweils 1.000 mg
€ Kosten:	**Ca. 40 € / Monat**
Bezugs-quellen:	Calcium D-Glucarat in Online-Shops oder Apotheken *(PZN 04821478)*. Vitamin C am günstigsten in Drogerien und Supermärkten (100 g um die 2 € als Pulver).
Studien:	*(406) (412) (413)*

Wirkung positiv getestet bei:

In vitro (Reagenzglas)	In vivo (Tiere)	In vivo (Mensch)
	✔	

Angaben ohne Gewähr. Anwendung auf eigene Gefahr!

Insider-Heilverfahren gegen Krebs

Heilpilze

Heilpilze werden in der traditionellen chinesischen Medizin seit etwa 5.000 Jahren eingesetzt. Was früher reine Erfahrungs-Heilkunde war, wird nun zusehends durch wissenschaftliche Studien bestätigt. Natürlich bedeutet dies nicht, dass Heilpilze deswegen Einzug in die Schulmedizin erhalten hätten. Denn mit Heilpilzen kann die Pharma-Industrie zu wenig Geld verdienen, ganz im Gegenteil zu Chemotherapien die bis zu 100.000 € pro Patient kosten und eine Heilungschance von gerade einmal max. 6% haben. Der bekannteste Heilpilz ist der *Reishi*. Doch es gibt noch eine Reihe weiterer Heilpilze. Hier vorgestellt werden ausschließlich Heilpilze, bei denen eine Wirkung gegen Krebs (in Studien) nachgewiesen wurde. Und die hier vorgestellten Pilze sind selbstverständlich nicht alle, die weltweit vorhanden sind. Es handelt sich hierbei vielmehr um zehn Heilpilze, die Sie in Deutschland auch relativ leicht erwerben können. Die Pilze können entweder als Tabletten oder als Pulver und Tee konsumiert werden. Das Pulver *pur* zu schlucken, ohne es zuvor in kochendem Wasser gelöst zu haben, wird jedoch nicht funktionieren. Denn die Substanzen in den Pilzen lösen sich erst im *heißen* Wasser. Bei den Extrakten in Tabletten-Form ist es so, dass diese bereits durch Heißwasser extrahiert und dann in Kapseln verpackt wurden. Deswegen funktionieren Extrakte. **Pulver hingegen nur, wenn sie als Tee eingesetzt werden.** Grundsätzlich sind Extrakte aber stärker, da sie speziell aufbereitet wurden und die Wirkstoffe in löslicher und leicht bioverfügbarer Form vorliegen.

Spezielle Heilpilze gegen spezielle Krebsarten:

Brustkrebs: Reishi, Coprinus comatus
Prostatakrebs: Reishi, Coriolus versicolor, Coprinus comatus
Leberkrebs: Hericium erinaceus
Speiseröhrenkrebs: Hericium erinaceus
Darmkrebs: Hericium erinaceus
Magenkrebs: Hericium erinaceus, Fomes-Fomentarius
Lungenkrebs: Fomes-Fomentarius
Gebärmutterhalskrebs: Coriolus versicolor

Achtung Schwermetalle: Leider sind Pilze regelrechte Schwämme für Schwermetalle. Es ist daher dringend zu empfehlen, Pilze grundsätzlich zusammen mit *modifiziertem Zitruspektin* (welches ebenso ein Insider-Heilverfahren gegen Krebs ist), einzunehmen, um die Schwermetalle schnell wieder loszuwerden. Denn das modifizierte Zitruspektin ist ein Mittel, das Schwermetalle aus dem Organismus über den Urin entfernt. Im besten Fall kaufen Sie BIO-Zucht-Pilze, da wild gewachsene Pilze in der Regel immer mit Schwermetallen belastet sind.

Nachfolgend stelle ich Ihnen die 10 Heilpilze vor:

Chaga (Schiefer Schillerporling)

Dieser Pilz soll die höchste Menge an organischem Germanium aller Heilpilze enthalten. **Der Extrakt dieses Pilzes verursachte bei Mäusen eine 60%-ige Tumorreduktion, während bei metastatischen Mäusen die Anzahl der Knötchen im Vergleich zur Kontrollgruppe um 25% abnahm** *(Studie 312).* **Auch gegen Melanom-Zellen (schwarzer Hautkrebs) zeigte** der Pilz nicht nur im Reagenzglas, sondern auch an lebenden Organismen eine Wirkung *(Studie 313)*. Der Chaga-Pilz wächst vorzugsweise an den Stämmen von reifen lebenden Birken und war lange Zeit außerhalb Lapplands und Russlands unbekannt. Der Tee hat eine schwarze bis braune Farbe, schmeckt angenehm wie eine Mischung aus Kaffee und schwarzem Tee mit einer Vanille-Note. Klingt das nicht wunderbar? Eine Besonderheit zu anderen Pilzen ist, dass beim Chaga-Pilz die Wild-Sorte besser wirken soll als die Zucht-Pilze. Darauf sollten Sie beim Einkauf achten.

Agaricus blazei murill (Mandelpilz)

Dieser Heilpilz, der auch *Royal Sun Agaricus* genannt wird, stammt aus dem brasilianischen Regenwald. Er enthält eine ausgewogene Kombination wertvoller B-Vitamine, Mineralstoffe wie Kalium, Zink, Eisen, Calcium, Magnesium sowie Aminosäuren und einen hohen Anteil an Polysacchariden (Mehrfachzucker). Medizinisch bedeutend sind vor allem die Polysaccharide sowie die sekundären Pflanzenstoffe. Diese bewirken:

- Apoptose von Krebszellen
- Modulation der TH1 und TH2-Helferzellen (Regulierung des Immunsystems)
- Erhöhung des körpereigenen Immunsystems (Zelluläre und humorale Immunantwort)
- Hemmung der Angiogenese (Gefäßneubildung) und daher Schutz vor Metastasen. Der Wirkstoff Ergosterin soll für diese Funktion hauptsächlich verantwortlich sein.
- Entzündungshemmung
- Antibakteriell und Anti-Viral

Coprinus comatus (Schopftintling)

... ist ein mitteleuropäischer, weit verbreiteter Heilpilz mit Spargel ähnlichem Geschmack. Neben vielen Mineralstoffen enthält er auch ein großes Spektrum an Aminosäuren, darunter alle Essentiellen. Dieser Heilpilz kommt vor allem bei hormonabhängigen Tumoren wie **Brustkrebs** und **Prostatakrebs** zum Einsatz, da der Pilz die Rezeptoren für Sexualhormone besetzen kann.

- Apoptose von Krebszellen (insbesondere Brustkrebs und Prostatakrebs)
- enthält das seltene Spurenelement **Vanadium** *(Menschen mit Diabetes und/oder Glatze haben oft einen Vanadium-Mangel)*

Cordyceps sinensis (Raupenpilz)

Von diesem Pilz gibt es zwei Arten, die jedoch beide sehr ähnlich sind: „Cordyceps Sinensis" und „Cordyceps Militaris". Dieser Super-Pilz stammt ursprünglich aus dem tibetischen Hochland. Da die Nachfrage weltweit jedoch höher ist als das natürliche Vorkommen dieses Pilzes, ist es Biologen bereits gelungen den Pilz zu züchten, was auf die Qualität und Wirkung jedoch keinen Einfluss haben soll. Es ist noch nicht geklärt, auf welche Weise dieser Heilpilz gegen Krebs wirkt. Fakt ist zumindest, dass Studien sowohl im Reagenzglas, als auch bei Mäusen die Tumore deutlich reduzierten. Und das passierte auch bei Metastasen. Wissenschaftler vermuten eine stark immunmodulierende Wirkung, eine Hemmung der RNA-Synthese (Hemmung der Eiweißsynthese in Krebszellen), die Induktion der Apoptose von Krebszellen, aber auch eine Hemmung der Gefäßneubildung (Angiogenese), was die Ausbildung von Metastasen verhindert.

Coriolus versicolor (Schmetterlingstramete)

In einer Studie *(356)* wurden Mäuse 20 Wochen lang oral mit dem Heilpilz Coriolus gefüttert. Während alle Mäuse nach 20 Wochen an Prostatakrebs erkrankten, erkrankte keiner der Mäuse, die mit dem Heilpilz gefüttert worden waren. Klinische Studien fanden heraus, dass der Coriolus-Heilpilz eine signifikante Wirkung gegen Krebs hat, die sich wie folgt zusammenfassen lässt:

- Apoptose von Krebszellen
- Die zelluläre Immunabwehr wird deutlich erhöht
- Hemmung der Angiogenese (Gefäßneubildung) und daher Schutz vor Metastasen
- Regulierung des Immunsystems durch TH1/TH2-Balance
- Wirkung gegen Bakterien und vor allem Viren (daher ideal gegen Gebärmutterhalskrebs)

Fomes Fomentarius (Zunderschwamm)

Der Zunderschwamm, beheimatet in Asien, Nordamerika und Europa, ist ein parasitärer Heilpilz, der hauptsächlich ältere Bäume befällt. Deshalb wird er in bewirtschafteten Wäldern eher weniger angetroffen. Der Pilz verstärkt die Aktivität der Makrophagen, dem Tumornekrose-Faktor-Alpha und dem Interferon-Gamma, die Krebszellen zerstören.

Hericium erinaceus (Igelstachelbart)

Dieser tolle Heilpilz stammt aus Nordeuropa, Nordamerika und Ostasien. Er lebt in Symbiose mit Bäumen und lässt sich sehr gerne auf deren Stämme ab. Beuteschema dieses Pilzes: Obstbäume, Eichen und Buchen. Aber auch umgefallene Bäume. Seine Eigenschaften lassen sich wie folgt zusammenfassen:

- Hauptsächliches Einsatzgebiet: **Magenkrebs**, **Speiseröhrenkrebs** und **Darmkrebs**

- Apoptose von Krebszellen

- er wirkt entzündungshemmend

- antibakteriell

- reguliert das Immunsystem

- Bei einer Studie an Mäusen konnte nachgewiesen werden, dass der Heilpilz die Metastasierung hemmt *(Studie 361)*.

Maitake Grifola Frondosa (Klapperschwamm)

Der Maitake ist ein Baumpilz, der in Europa, Nord- und Südamerika sowie in einigen Regionen Asiens vorkommt. Auf uralten kranken und abgestorbenen Bäumen hat er seine Heimat gefunden. In Deutschland ist er sehr selten geworden, da es uralte Eichen kaum noch gibt und Totholz-Bäume von Förstern aus Wäldern beseitigt werden. Dieser Super-Pilz bewirkt:

- Apoptose von Krebszellen

- erhöht die Aktivität der Makrophagen, Killerzellen und T-Lymphozyten

- Hemmung der Angiogenese (Gefäßneubildung) und daher Schutz vor Metastasen

Reishi (Glänzender Lackporling / Ganoderma lucidum)

Der Reishi ist der wohl bekannteste Pilz, der für die allgemeine Förderung der Gesundheit und Langlebigkeit in den asiatischen Ländern am meisten zum Einsatz kam. Im alten China war der Reishi-Pilz ein bevorzugtes Heilmittel gegen Krebs. Doch mit dem Einzug der kapitalistischen Schulmedizin geriet das Heilwissen immer mehr in Vergessenheit. In Zellkulturen hemmte der Pilz selbst hochinvasive **Brustkrebs** - und **Prostatakrebs**zellen. Der Reishi erhöht die Makrophagen, die T-Lymphozyten sowie die natürlichen Killerzellen des Immunsystems, die Krebszellen angreifen und vernichten. Außerdem hemmt er dabei auch die Expression von Schlüsselmolekülen bei entzündlichem Brustkrebs.

Shiitake (Lentinula edodes)

Auch der Shiitake hat ähnliche Wirkung wie die übrigen Pilze, mit Verstärkung der körpereigenen Abwehr (Makrophagen, Lymphozyten, natürliche Killerzellen), hat aber auch selbst eine direkte Anti-Krebs-Wirkung durch Induktion der Apoptose.

Antioxidative Therapie	Achten Sie bei Kombinationen mit oxidativen Therapien auf einen zeitlichen Abstand von mindestens 12 Std.
Dosierungs-Richtwert:	Als Tabletten kaufen Sie das **Extrakt**, als Tee das **Pulver**! **Nutzen Sie den Synergie-Effekt:** **Ich empfehle alle zehn Heilpilze zusammen zu mischen und diese Mischung dann als Tee zu nutzen.** **Tee-Dosierung:** 1 Teelöffel (2 g) in einer Tasse <u>kochendem</u> Wasser lösen. Mit Tee ist eine Mischung aller zehn Heilpilze gemeint. Sie können sich natürlich, ganz nach Ihrem Gutdünken, auch nur für einzelne Arten entscheiden. **Extrakt-Dosierung** (gilt für jeden Pilz <u>einzeln!</u>): Morgens und Mittags jeweils 2 Tabletten (mit je 400-500 mg)
€ Kosten:	*Tee:* Ca. **20-30 € / Monat** für alle 10 Heilpilze *Tabletten als Extrakt:* Ca. **65 € / Monat** je Heilpilz
Bezugs-quellen:	Diverse Internetshops.
Auf was zu achten ist:	Die Pilze haben in der Regel keine Nebenwirkungen. Bei Unverträglichkeiten ist die Dosis zu reduzieren. **Ideal in Kombination mit Vitamin C + modifiziertes Zitruspektin**
Studien:	*(312) (313) (314) (344) (345) (346) (347) (351) (352) (353) (354) (355) (356) (357) (358) (359) (360) (361) (362) (363) (364) (365) (369) (370) (371) (372)*

Wirkung positiv getestet bei:

In vitro (Reagenzglas)	In vivo (Tiere)	In vivo (Mensch)
✔	✔	

Angaben ohne Gewähr. Anwendung auf eigene Gefahr!

Wogonin / Baikal-Helmkraut

Wogonin ist ein pflanzliches Monoflavonoid aus den Wurzeln des **Baikal-Helmkraut** (Scutellaria baicalensis), eine Pflanze aus dem nördlichen Ostasien. Sie ist Bestandteil der traditionell chinesischen Medizin. Eine Reihe wissenschaftlicher Studien liegt vor, in denen Wogonin die Apoptose von Krebszellen induziert sowie eine hemmende Wirkung auf das Wachstum von Krebszellen zeigt. Die Exposition gegenüber Wogonin führte auch zu einer Herunterregulierung der Proteinspiegel von Östrogenrezeptor alpha, was einen sehr positiven Effekt gegen östrogenabhängigen **Brustkrebs, Gebärmutterhalskrebs** und **Eierstockkrebs** darstellt *(Studie 442)*. Ebenso konnte in Studien nachgewiesen werden, dass Wogonin die Krebszellen sensibler gegen das Chemotherapeutikum mit dem Wirkstoff **Cisplatin** macht. Ich empfehle meinen Lesern ausdrücklich keine Chemotherapie, da sie der Gesundheit in der Regel mehr schaden als nützen. Wer sich jedoch für eine Chemotherapie entscheidet, für den kann Wogonin eine sehr sinnvolle Ergänzung sein, um die Chemotherapie wirksamer zu machen. In Studien wurde ebenso eine **Angst – sowie Krampf reduzierende Wirkung** von Wogonin festgestellt. In Bezug auf Darmkrebs hat es eine stark vorbeugende Wirkung *(Studie 444)*.

Wogonin / Baikal-Helmkraut	**Auf einen Blick**
Antioxidative Therapie	Achten Sie bei Kombinationen mit oxidativen Therapien auf einen zeitlichen Abstand von mindestens 12 Std. Es hat allerdings synergetische Wirkung mit Chemotherapien des Wirkstoffs Cisplatin.
Dosierungs-Richtwert:	1.000 mg / Tag als Extrakt oder 2-5 g des Baikal-Helmkraut als Tee. Die Wirkstoffe befinden sich in den **Wurzeln** der Pflanze!
€ Kosten:	ca. **10 €** / Monat
Bezugs-quellen:	Diverse Internetshops, evtl. auch Reformhäuser oder Apotheken.
Studien:	*(441) (442) (443) (444)*

Wirkung positiv getestet bei:

In vitro (Reagenzglas)	In vivo (Tiere)	In vivo (Mensch)
✔	✔	

Angaben ohne Gewähr. Anwendung auf eigene Gefahr!

Quercetin

Quercetin ist ein sekundärer Pflanzenstoff, der zur Gruppe der Polyphenole und Flavonoide gezählt wird. Er wirkt stark antioxidativ und entzündungshemmend mit einem breit gefächerten Wirkspektrum, das von Krebs bis hin zu Autoimmunkrankheiten reicht. Das meiste Quercetin befindet sich in den äußeren Schalen von Obst und Gemüse. Vor allem in Zwiebeln. Eine Besonderheit von Quercetin ist, dass es genau wie auch das Vitamin D an die so genannten *Vitamin D-Rezeptoren* andockt. Auch ist Quercetin in der Lage, die Anzahl der Vitamin D-Rezeptoren zu erhöhen, damit das Vitamin D noch besser wirken kann. Viele Menschen leiden an einer *Vitamin D-Resistenz.* Das bedeutet, dass, trotz ausreichend hoher Mengen an Vitamin D im Körper, dieses unzureichend in seine aktive Form (dem 1,25 OH Vitamin D) umgewandelt werden kann. Quercetin wird aktuell als mögliches Heilmittel dieser Vitamin D-Resistenz diskutiert *(Studie 421)*. Quercetin zeigte auch eine starke krebshemmende Wirkung, sowohl in vitro, als auch in vivo (bei Tieren) *(Studien 422, 423)*.

Hohe Bioverfügbarkeit:

Entgegen einiger kritischer Meinungen die behaupten, Quercetin sei schlecht bioverfügbar, wurde in einer Studie die Bioverfügbarkeit von Quercetin bei Männern und Frauen zwischen 25 und 39 Jahren überprüft. Die Quercetin-Quelle war in diesem Fall *225 g Röstzwiebeln.* Das Ergebnis: Die Quercetin-Blutspiegel der Probanden stiegen 2 Std. nach Ende des Konsums auf *248 ng/ml* und erreichten nach 24 Std. wieder den Ausgangswert. Zusätzlich stieg die gesamte antioxidative Kapazität des Blutes *(Studie 381)*. Die folgende Aufzählung zeigt quercetinreiche Lebensmittel aus Japan. Die Werte sind jedoch denen aus Deutschland und Europa sehr ähnlich:

Roter Blattsalat	ca. **10 – 30**	mg / 100 g
Spargel	ca. **23**	mg / 100 g
Römersalat	ca. **12**	mg / 100 g
Zwiebel	ca. **11 - 40**	mg / 100 g
Grüner Pfeffer	ca. **10**	mg / 100 g

(Studie 382)

Quercetin **Auf einen Blick**

Antioxidative Therapie	Achten Sie bei Kombinationen mit oxidativen Therapien auf einen zeitlichen Abstand von mindestens 12 Std.
Dosierungs-Richtwert:	10 g / Tag
€ Kosten:	**Ca. 75 € / Monat** (wenn 10 g am Tag als Pulver verzehrt werden)
Bezugs-quellen:	In Apotheken (z.B. unter der PZN *00109671*), diverse Internetshops und evtl. auch in Reformhäusern. Kaufen Sie am besten das Quercetin-**Pulver**, da Tabletten deutlich teurer sind!
Studien:	*(421) Quercetin interagiert direkt mit Vitamin-D-Rezeptor (VDR): Strukturelle Implikation der VDR-Aktivierung durch Quercetin* *(422) Auswirkungen von Quercetin auf die Proliferation von Brustkrebszellen und die Expression von Survivin in vitro* *(423) Das Flavonoid Quercetin hemmt das Wachstum von Pankreaskrebs in vitro und in vivo.*

Wirkung positiv getestet bei:

In vitro (Reagenzglas)	In vivo (Tiere)	In vivo (Mensch)
✔	✔	

Angaben ohne Gewähr. Anwendung auf eigene Gefahr!

Safran (Crocus Sativus L)

Eines der am besten untersuchten Mittel gegen Krebs ist Safran, ein Gewürz aus der Blüte von Crocus sativus. Sie ist reich an Carotinoiden. Zwei Carotinoide von Safran, nämlich Crocin und Crocetin sind für seine Farbe verantwortlich. Die chemische Analyse ergab jedoch ein Vorhandensein von mehr als 100 Komponenten. Die Mechanismen, die der krebshemmenden Aktivität von Safran zugrunde liegen, umfassen die hemmende Wirkung auf freie Sauerstoffradikale, die metabolische Umwandlung von natürlich vorkommenden Carotinoiden zu Retinoiden, eine Hemmung der Zellproliferation, die Induktion von Apoptose, aber auch eine immunmodulatorische Aktivität. Bei Mäusen reduzierte Safran das Tumorgewicht und die Größe, sogar bei der ansonsten so schwer behandelbaren Krebsart, dem **Bauchspeicheldrüsenkrebs**.

Safran	Auf einen Blick
Antioxidative Therapie	Achten Sie bei Kombinationen mit oxidativen Therapien auf einen zeitlichen Abstand von mindestens 12 Std.
Dosierungs-Richtwert:	Täglich eine Messerspitze morgens und eine am Abend
€ Kosten:	**ca. 7 € / Monat**
Bezugsquellen:	Supermärkte und Online-Shops
Studien:	*(394) (395) (396) (397) (398) (399)*

Wirkung positiv getestet bei:

In vitro (Reagenzglas)	In vivo (Tiere)	In vivo (Mensch)
✔	✔	

Angaben ohne Gewähr. Anwendung auf eigene Gefahr!

Jiaogulan (Gynostemma pentaphyllum)

Bei Jiaogulan (ausgesprochen: Dschau-gulan) handelt es sich um eines der TOP 10 Heilkräuter aus der TCM (traditionell chinesische Medizin). Mehr als 230 Verbindungen wurden bislang in diesem Wunderkraut entdeckt. Wissenschaftler fanden eine stark krebshemmende Eigenschaft des so genannten „Krauts der Unsterblichkeit". Mehrere Wirkungsmechanismen wurden hinsichtlich der Antikrebsaktivitäten von Jiaogulan vorgeschlagen, einschließlich Apoptose von Krebszellen, Hemmung von Metastasen und Immunmodulation. Darüber hinaus hemmte Jiaogulan nicht nur das Wachstum von Krebszellen signifikant, sondern verbesserte auch die zelluläre Immunantwort durch Erhöhen der Spiegel von Interferon-γ (IFN-γ), Tumornekrosefaktor-α (TNF-α), Interleukin-10 (IL) -10) und Interleukin-12 (IL-12) und einem Anstieg der Aktivität von natürlichen Killerzellen (NK) und zytotoxischen T-Lymphozyten, was im Serum von tumortragenden Mäusen festgestellt wurde. Bei Nacktmäusen, denen Mundkrebszellen injiziert worden waren, führte Jiaogulan zu einer signifikanten Verringerung der Größe der Tumoren. Eine in Vitro-Wirkung wurde gegen folgende Krebsarten festgestellt:

- Leukämie
- Dickdarmkrebs
- Prostatakrebs
- Glioblastom (Hirntumor)
- Brustkrebs
- Gebärmutterhalskrebs
- Lungenkrebs
- Melanom (schwarzer Hautkrebs)

Antioxidative Therapie	Achten Sie bei Kombinationen mit oxidativen Therapien auf einen zeitlichen Abstand von mindestens 12 Std.
Dosierungs-Richtwert:	Täglich 4-8 Tassen
€ Kosten:	100 g kosten zwischen 10 und 15 €. **Der monatliche Preis hängt davon ab, wie stark der Tee dosiert wird. Max. 30 €/Monat**
Bezugsquellen:	Als Extrakt in Apotheken unter der PZN **06932874**. Der Tee ist fast nur in Internet-Shops erhältlich.
Auf was zu achten ist:	Jiaogulan **stärkt das Immunsystem**. Werden Medikamante zur Immunsuppression genommen, werden diese durch Jiaogulan schwächer wirken. Jiaogulan **kann die Blutgerinnung senken.** Wer also ohnehin schon Antikoagulantien einnimmt, für den könnte der Tee das Blut *zu* dünn werden lassen und das Risiko für Blutungen wird so erhöht. Jiaogulan **senkt auch den Blutzuckerspiegel.** Insulinpflichtige Diabetiker sollte dies mit einplanen, da es ansonsten zu einer Unterzuckerung führen kann.
Studien:	*(342) (343)*

Wirkung positiv getestet bei:

In vitro (Reagenzglas)	In vivo (Tiere)	In vivo (Mensch)
✔	✔	

Angaben ohne Gewähr. Anwendung auf eigene Gefahr!

Blaubeeren (Heidelbeeren)

In einer Studie *(392)* bei an Krebs erkrankten Mäusen, wurden diese mit Blaubeer-Extrakt behandelt. Die Ergebnisse zeigten signifikant kleinere Tumorgewichte bei Mäusen, die mit den Blaubeeren behandelt wurden. Und je höher die Dosierung, desto weniger Krebszellen fanden die Forscher! Die verringerte Tumorgröße wurde einer verringerten Zellproliferation und einer erhöhten Apoptose zugeschrieben. Studien haben ebenso ergeben, dass es nicht nur die Einzelteile der Heidelbeere sind, sondern die Frucht als <u>Ganzes</u>, welche eine bessere Wirkung gegen Krebs hat, als einzelne isolierte Komponenten.

Blaubeeren (Heidelbeeren) Auf einen Blick	
Antioxidative Therapie	Achten Sie bei Kombinationen mit oxidativen Therapien auf einen zeitlichen Abstand von mindestens 12 Std.
Dosierungs-Richtwert:	3x täglich je eine Kapsel. Sie können Blaubeeren natürlich auch frisch, getrocknet oder als Saft verwenden. Achten Sie aber darauf, dass es sich um BIO-Qualität handelt.
€ Kosten:	ca. 25 € / Monat
Bezugs-quellen:	Diverse Internetshops, Reformhäuser, BIO-Märkte
Auf was zu achten ist:	Achten Sie darauf, dass **Extrakte** der ganzen Blaubeere enthalten sind und nicht nur einzelne Komponenten daraus isoliert wurden! Und achten Sie auch darauf, dass es auch wirklich das **Extrakt** ist und nicht nur zermahlene getrocknete Blaubeeren.
Studien:	*(392) (393)*

Wirkung positiv getestet bei:

In vitro (Reagenzglas)	In vivo (Tiere)	In vivo (Mensch)
	✔	

Angaben ohne Gewähr. Anwendung auf eigene Gefahr!

Koreanischer roter Ginseng

Hierbei handelt es sich um eine, ursprünglich aus China und Korea stammende kleine, langsam wachsende mehrjährige Pflanze mit fleischigen Wurzeln. Und genau um diese geht es: Um die **Wurzeln**. Sie wächst in schattigen Wäldern mit tiefen, satten Lehmböden. Heute wird Ginseng in mehreren Kontinenten angebaut. Die Ginseng-Wurzeln sind sehr reich an Vitalstoffen wie Vitaminen, Mineralien, Spurenelementen. Der Hauptwirkstoff aber sind die Ginsenoside, die zu den sekundären Pflanzenstoffen gehören. Man unterscheidet zwischen:

Weißer Ginseng: Dieser wird nach der Ernte geschält und in der Sonne getrocknet, bis er ausbleicht.

Roter Ginseng: Die rote Farbe erhält der Ginseng durch die Wasserdampf-Behandlung nach der Ernte. Nach der Dampfbehandlung wird die Wurzel getrocknet.

Der *rote* Ginseng hat die größte medizinische Bedeutung in Bezug auf Krebs. So kam eine Studie *(366)* zu dem Schluss, dass koreanischer roter Ginseng-Wasserextrakt das Wachstum von Lymphom-Zellen (**Lymphdrüsenkrebs**) stoppt. Weitere Studien fanden krebshemmende Wirkung gegen **Metastasen**, **Brustkrebs** und **Darmkrebs**. Wobei die Einnahme von Ginseng bei hormonabhängigen Tumoren (wie das z.B. bei Brustkrebs oder Eierstockkrebs der Fall sein kann) nicht zu empfehlen ist, da Ginseng die Östrogen-Bildung fördert.

Antioxidative Therapie	Achten Sie bei Kombinationen mit oxidativen Therapien auf einen zeitlichen Abstand von mindestens 12 Std.
Dosierungs-Richtwert:	3 g / Tag als <u>Extrakt</u>
€ Kosten:	**Ca. 60 € / Monat** (wenn das günstige Pulver konsumiert wird, Tabletten sind etwas teurer).
Bezugsquellen:	Diverse Internetshops
Auf was zu achten ist:	**Bei hormonabhängigen Tumoren wie Brustkrebs oder Eierstockkrebs sollte auf die Einnahme von Ginseng verzichtet werden**, da dieser die Östrogen-Bildung fördert! Kaufen Sie nur **koreanischen** und **roten** Ginseng und achten Sie darauf, dass es sich um den **Extrakt** handelt und nicht nur um die zermahlenen Wurzeln!
Studien:	*(366)* Koreanischer Roter Ginseng-Wasserextrakt stoppt das Wachstum von xenotransplantierten Lymphomzellen *(367)* Anti-Brustkrebs-Aktivität von Fine Black Ginseng (Panax Ginseng Meyer) und Ginsenoside Rg5 *(368)* Roter Ginseng-Extrakt reduzierte die Metastasierung von Darmkrebszellen in vitro und in vivo

Wirkung positiv getestet bei:

In vitro (Reagenzglas)	In vivo (Tiere)	In vivo (Mensch)
✔	✔	

Angaben ohne Gewähr. Anwendung auf eigene Gefahr!

Gerstengras

Eine Reihe von Studien bestätigen die krebshemmende Eigenschaft von Gerstengras: So kam es zum Anstieg der TNF-α-Produktion *(ein Signalstoff zur Induktion der Apoptose von Krebszellen)*, Caspase-8 und Caspase-3-Aktivierung *(das sind Enzyme, die bei beschädigten und kranken Zellen wie Krebszellen den Zelltod/Apoptose auslösen)*. Getestet wurde Gerstengras gegen Brustkrebszellen, Prostatakrebszellen, aber auch gegen Leukämie und Lymphomzellen. Eine Besonderheit von Gerstengras ist auch sein hoher Gehalt an Chlorophyll (der grüne Pflanzenfarbstoff), der das Blut mit Sauerstoff versorgt. Sie wissen ja: Krebszellen mögen keinen Sauerstoff! Gerstengras enthält zudem das in Pflanzen sehr selten vorkommende Enzym **Superoxid-Dismutase (SOD)**. Dieses Enzym ist sehr stark antioxidativ und schützt den Körper vor oxidativem Stress. Normalerweise bildet der Körper es selbst mit Hilfe der Spurenelemente Zink, Kupfer, Mangan und Eisen. Doch in Gerstengras kommt es bereits fertig vor, sodass der Körper es nicht selbst herstellen muss. Ebenso im Gerstengras enthalten ist das **Lunasin**, ein **Peptid mit 43 Aminosäuren**. Jüngste Studien liefern Beweise dafür, dass das **Melanom (schwarzer Hautkrebs)** von einer kleinen Population maligner Zellen initiiert und aufrechterhalten wird, die als krebsinitiierende Zellen (CICs) bezeichnet werden und stammzellähnliche Eigenschaften haben. Beobachtungen, dass diese CICs im Vergleich zu den herkömmlichen Tumorzellen eine unterschiedliche Biologie aufweisen und vor allem gegen Chemotherapien und Bestrahlung resistent sind, legen nahe, dass CICs an Invasion, Metastasierung und letztendlich Rezidiven beteiligt sind. Lunasin hat sowohl krebspräventive als auch therapeutische Aktivität gegen **mehrere**

Krebsarten (u.a. Brustkrebs). In einer Studie wurde das Potenzial von Lunasin getestet, gezielt auf CICs in Melanom-Tumorzellpopulationen abzuzielen. In-vitro-Studien unter Verwendung menschlicher Melanomzelllinien zeigten, dass die Behandlung mit Lunasin die Größe einer Subpopulation von Melanomzellen verringerte.

Gerstengras　Auf einen Blick

Antioxidative Therapie	Achten Sie bei Kombinationen mit oxidativen Therapien auf einen zeitlichen Abstand von mindestens 12 Std.
Dosierungs-Richtwert:	2 Esslöffel / Tag als Pulver in Saft oder Wasser einrühren oder 2 Esslöffel am Tag als Tabletten.
€ Kosten:	**ca. 10 € / Monat** (wenn ein 1 kg für 30 € erworben wird und etwa 10 g / Tag verzehrt werden)
Bezugsquellen:	Diverse Internetshops, Reformhäuser
Auf was zu achten ist:	Kaufen Sie am besten nur BIO-Qualität!
Studien:	*(427) (428) (429) (438) (439) (440)*

Wirkung positiv getestet bei:

In vitro (Reagenzglas)	In vivo (Tiere)	In vivo (Mensch)
✔	✔	

Angaben ohne Gewähr. Anwendung auf eigene Gefahr!

Darmbakterien

Haben Sie gewusst, dass im menschlichen Körper mehr Bakterien vorhanden sind als Körperzellen? Der Darm eines gesunden Menschen ist von Billionen Bakterien besiedelt, welcher als „natürliche Darmflora" bezeichnet wird. Diese Darmflora ist nicht nur an der Verdauung und am Vitaminstoffwechsel beteiligt, sondern spielt auch eine zentrale Rolle bei der Bildung des Immunsystems. Doch die Darmflora kann offenbar noch mehr, denn wie ein Forscher-Team um Giorgio Trinchieri und Romina Goldszmid vom Labor des „US-National Cancer Institute" in Frederick, Maryland herausgefunden hat, helfen die Bakterien möglicherweise auch bei der Krebsabwehr. Wie die Wissenschaftler im Fachmagazin „Science" berichten, hatten sie in zwei Studien mit Mäusen eine Immuntherapie mit so genannten „CpG-Oligonukleotiden" erprobt, die die Abwehr von Krebserkrankungen unterstützen sollen. Dies war in den Experimenten auch der Fall - allerdings nur bei den Tieren, deren Darmflora gesund war. Darmbakterien könnten wirkungsvolle Helfer beim Kampf gegen Krebs sein: Sie produzieren aus dem im Brokkoli enthaltenen Substanzen das Sulforaphan, eine Substanz, die sehr wirkungsvoll bei der Krebsbekämpfung ist. Dies haben US-Forscher in Tierstudien herausgefunden. Eine Steigerung der Aktivität dieser Bakterien könnte deshalb die krebsvorbeugende Wirkung von Brokkoli noch erhöhen. Die Ergebnisse sind zudem eine gute Nachricht für alle, denen Gemüse oft zerkocht: Die Darmbakterien übernehmen dann die Aufgabe der im Brokkoli natürlicherweise enthaltenen Enzyme, die normalerweise für die Sulforaphanproduktion zuständig sind. Auf diese Weise retten sie zumindest teilweise den Anti-Krebs-Effekt des Gemüses. Bei den Mäusen, die hingegen keimfrei aufgewachsen waren und daher keine intakte Darmflora hatten, zeigte sich in den Tests kein positiver Effekt auf die Krebsabwehr. Auch im Falle einer vorangegangenen Antibiotika-Behandlung misslang der Versuch, da durch diese die Bildung von körpereigenen Signalstoffen (Zytokinen) blockiert wurde, die das Immunsystem aktivieren.

In einer Studie an Mäusen wurde das Probiotikum *Lactobacillus reuteri ATCC-PTA-6475* überprüft: Die Forscher nahmen dazu zwei Gruppen von Mäusen. Die eine Gruppe bekam eine ungesunde, typisch „westliche" Ernährung, die zweite Gruppe waren Mäuse, die genetisch anfällig für Brustkrebs waren, jedoch weitgehend normal ernährt wurden. Beiden Gruppen wurde das Probiotikum **Lactobacillus reuteri ATCC-PTA-6475** ins Trinkwasser gemischt. Die Forscher fanden, dass die orale Ergänzung mit diesen gereinigten Milchsäurebakterien allein ausreichend war, um Merkmale von Brustneoplasien in beiden Gruppen zu hemmen. Als Grund für diesen Schutzmechanismus wurden Lymphozyten genannt, die erst durch die Probiotika richtig aktiv wurden und die Krebszellen vernichteten. Wurden diese L. reuteri-stimulierten Lymphozyten isoliert und in andere Individuen transplantiert, waren diese ausreichend, um einen Krebsschutz in den Zellen-Empfängertieren zu vermitteln *(Studie **340**)*.

In einer weiteren Studie wurde überprüft, ob hitzegetötete Milchsäurebakterien die Lebensfähigkeit von menschlichen Krebszellen unterdrücken und die mit oxidativem Stress verbundene Zytotoxizität hemmen könnten. Unter den Stämmen zeigten **Lactobacillus acidophilus 606** und **Lactobacillus casei ATCC 393** die **stärkste hemmende Aktivität** in allen getesteten Zelllinien *(Studie **341**)*.

Neutrale Therapie	Diese Therapie können Sie mit allen anderen auch ohne zeitlichen Abstand kombinieren.
Dosierungs-Richtwert:	*Je eine Tablette am Tag:* Lactobacillus acidophilus Lactobacillus Casei Lactobacillus Gasseri Lactobacillus Reuteri
€ Kosten:	**ca. 50 € / Monat**
Bezugsquellen:	Diverse Internetshops, Apotheken
Auf was zu achten ist:	Durch den Einsatz von Antibiotika wie beispielsweise Chlordioxid wird die Wirkung der Darmbakterien zunichte gemacht. Sie sollten daher nicht beides gleichzeitig anwenden!
Studien:	*(340) Nützliche Bakterien stimulieren die Immunzellen des Wirts, um der diätetischen und genetischen Prädisposition für Brustkrebs bei Mäusen entgegenzuwirken* *(341) Auswirkungen von Lactobacillus-Stämmen auf die Proliferation von Krebszellen und oxidativen Stress in vitro.*

Wirkung positiv getestet bei:

In vitro (Reagenzglas)	In vivo (Tiere)	In vivo (Mensch)
✔	✔	

Angaben ohne Gewähr. Anwendung auf eigene Gefahr!

Bittermelone

Mehrere Studien und Forscher haben berichtet, dass die Behandlung mit Bittermelonen in einer Reihe von Krebszelllinien die Apoptose induziert, ohne das gesunde Zellwachstum zu beeinträchtigen. Die Bittermelone hat antioxidative, entzündungshemmende, antidiabetische, antibakterielle, immunmodulatorische und vor allem eine krebshemmende Wirkung. Im Vergleich zu den Kontroll-Mäusen war das **Tumorwachstum bei denen mit Bittermelonensaft gefütterten Mäusen um 60% reduziert.** Die Bittermelone sollte in keinem Therapiekonzept fehlen!

Bittermelone	**Auf einen Blick**
Antioxidative Therapie	Achten Sie bei Kombinationen mit oxidativen Therapien auf einen zeitlichen Abstand von mindestens 12 Std.
Dosierungs-Richtwert:	Morgens und abends je 500 mg.
€ Kosten:	**Maximal 15 €/Monat.** Tipp: In Online-Apotheken sind die Tabletten oftmals um bis zu 50% günstiger!
Bezugs-quellen:	Rezeptfrei in Apotheken, z.B. unter der PZN: **00060249**. Oder in Online-Shops.
Auf was zu achten ist:	Bittermelone wirkt blutzuckersenkend. Insulinpflichtige Diabetiker sollten dies mit einplanen.
Studien:	*(83) (84) (85) (86) (87) (88) (89)*

Wirkung positiv getestet bei:

In vitro (Reagenzglas)	In vivo (Tiere)	In vivo (Mensch)
✔	✔	

Angaben ohne Gewähr. Anwendung auf eigene Gefahr!

Löwenzahn

Löwenzahnwurzel als auch Löwenzahnblätter sind eines der am besten erforschten Heilpflanzen gegen Krebs. Jedoch sollen bei einigen Krebsarten die *Blätter* und bei anderen die *Wurzeln* besser helfen, wonach es am sichersten erscheint eine *Kombination* aus Blättern und Wurzeln einzunehmen. Löwenzahn sorgt dafür, dass Krebszellen wieder empfindlich auf den natürlichen Zelltod reagieren, die sogenannte „Apoptose". Es liegen eine ganze Reihe von wissenschaftlichen Studien vor. In Reagenzglas-Studien induzierte wässriger Löwenzahn-Wurzelextrakt den programmierten Zelltod selektiv in> 95% der Dickdarmkrebszellen. Die Wirksamkeit dieses Extrakts gegen Krebs wurde in vivo-Studien (an Tieren) bestätigt. Analysen des Extrakts zeigten eine komplexe Zusammensetzung, einschließlich einiger bekannter bioaktiver sekundärer Pflanzenstoffe wie Lupeol, Taraxasterolα-Amyrin und β-Amyrin. Dies deutete darauf hin, dass der Löwenzahn mehrere Schwachstellen von Krebszellen angreifen und effektiv bekämpfen konnte. Löwenzahn sollte daher in keiner Krebsbehandlung fehlen, zumal das Kraut äußerst günstig bzw. sogar völlig kostenlos an fast jeder Ecke wächst. Achten Sie aber darauf, kein Löwenzahn in der Nähe von Straßen zu pflücken, wegen der Abgase. Aufgrund der momentanen Daten zu Löwenzahn, die derzeit vorliegen, scheint jedoch ein **Extrakt aus Wurzeln und Blättern** am wirkungsvollsten zu sein. Beim Extraktions-Verfahren werden die Wirkstoffe in eine lösliche Form gebracht, sodass sie noch stärker vom Organismus aufgenommen werden können.

Löwenzahn **Auf einen Blick**	
Antioxidative Therapie	Achten Sie bei Kombinationen mit oxidativen Therapien auf einen zeitlichen Abstand von mindestens 12 Std.
Dosierungs-Richtwert:	3x täglich je 10 g Pulver als Wurzeln <u>und</u> Blätter.
€ Kosten:	1 kg Löwenzahn**wurzel** (gemahlen) sowie geschnittene Löwenzahn**blätter** kosten ca. 20 € in Internetshops wie z.B. Amazon. **Der Preis für eine monatliche Behandlung liegt daher bei ca. 40 €.** Günstiger bekommen Sie es, wenn Sie Löwenzahn selbst pflücken.
Bezugs-quellen:	Die größte Auswahl und den günstigen Preis finden Sie in Internetshops wie z.B. Amazon. In Apotheken findet man leider nur wenig Auswahl und die Preise sind meistens teurer.
Auf was zu achten ist:	----
Studien:	*(3) (4) (5)*

Wirkung positiv getestet bei:

In vitro (Reagenzglas)	In vivo (Tiere)	In vivo (Mensch)
✔	✔	

Angaben ohne Gewähr. Anwendung auf eigene Gefahr!

Procain intravenös

Bei Procain handelt es sich um ein lokales Betäubungsmittel, welches in der Schmerzmedizin, aber auch als Infusion gegen Krebs eingesetzt wird. Es ist eine recht neue Therapieform innerhalb der alternativen Krebsmedizin. Im Jahre 2005 konnte an Krebszellkulturen ein Wachstums-stopp der Zellen nach Procain-Gabe beobachtet werden. Dies trat aufgrund einer Hemmung der DNA-Methylase auf. Dieses Enzym kann reversibel Moleküle an die DNA binden, sodass einzelne Gene ausgeschaltet werden können, ohne dass diese geschädigt sind. Dadurch können so genannte *Tumorsuppressor-Gene* ausgeschaltet werden. Diese Gene unterdrücken normalerweise eine Entartung von Krebszellen oder führen zu einer Selbstzerstörung (Apoptose). Man spricht auch von einer paragenetischen Tumorgenese, da die Gene selbst intakt sind, aber nicht mehr aktiv sein können. Die Inaktivierung dieser Gene führt also dazu, dass die Krebszelle nicht mehr wie vorgesehen von selbst abstirbt. Genau hier setzt Procain an und aktiviert wieder die körpereigene Krebs-Abwehr.

Procain intravenös	**Auf einen Blick**	
Antioxidative Therapie	Achten Sie bei Kombinationen mit oxidativen Therapien auf einen zeitlichen Abstand von mindestens 12 Std.	
Dosierungs-Richtwert:	100 bis 500 mg Procain werden zusammen mit einer Base (Natriumbicarbonat) in einer Kochsalzträgerlösung infundiert. Die Infusionen dauern jeweils 1 Std. und sollten 3x/Woche durchgeführt werden.	
€ Kosten:	Die Kosten variieren je nach Therapeuten. Eine Infusion kostet meist um die 40-50 Euro. Oftmals wird ein Rabatt gewährt, wenn mehrere Infusionen verabreicht werden. **Die monatlichen Kosten liegen um die 500 €.**	
Bezugs-quellen:	Suchen Sie in Ihrer Nähe nach einem Arzt oder Heilpraktiker, der „Procain-Basen-Infusionen" anbietet.	
Auf was zu achten ist:	Häufig wird diese Therapie von alternativen Ärzten und Heilpraktikern unter der Bezeichnung „Procain-Basen-Infusion" angeboten. **Procain ist nicht für jeden verträglich! Vor der ersten Infusion sollte ein Verträglichkeits-Test gemacht werden.**	
Studien:	*(300) (301) (302) (303)*	

Wirkung positiv getestet bei:

In vitro (Reagenzglas)	In vivo (Tiere)	In vivo (Mensch)
✔	✔	

Angaben ohne Gewähr. Anwendung auf eigene Gefahr!

MSM (Organischer Schwefel)

Methylsulfonylmethan ist ein schwefelhaltiges natürliches Molekül, das man in Obst, Gemüse und auch in Getreide findet. Es wurde in den letzten Jahren als natürliche Schwefelquelle bekannt. Schwefel ist ein unentbehrliches Element im Körper und Stoffwechsel. Wir benötigen MSM für die Haut, Haare, Muskeln, Gelenke, Knorpel und auch zur Entgiftung. Schwefel ist Bestandteil vieler körpereigener Stoffe (z.B. Enzyme und Hormone) und vielen wichtigen Aminosäuren. In Studien konnte nachgewiesen werden, dass MSM eine signifikante Wirkung gegen Krebs bei Mäusen hat. Es sorgt für eine Herunterregulierung aller krebstriggernden Moleküle.

MSM organischer Schwefel **Auf einen Blick**	
Antioxidative Therapie	Achten Sie bei Kombinationen mit oxidativen Therapien auf einen zeitlichen Abstand von mindestens 12 Std.
Dosierungs-Richtwert:	Täglich 10 g (2x 5 g), idealerweise zusammen mit 1 g Vitamin C
€ Kosten:	MSM ist sehr günstig (1 kg bekommt man bereits um die 10 €, z.B. bei eBay, Amazon und anderen Internet-Shops. **Die monatlichen Kosten betragen maximal 4 €** (wenn das günstigste Produkt gekauft wird).
Bezugs-quellen:	Diverse Gesundheits-Shops und in Apotheken, u.a. unter der PZN **08811264**.
Auf was zu achten ist:	Auch sehr hohe Dosen haben keine Nebenwirkungen
Studien:	*(24) (25) (26)*

Wirkung positiv getestet bei:

In vitro (Reagenzglas)	In vivo (Tiere)	In vivo (Mensch)
✔	✔	

Angaben ohne Gewähr. Anwendung auf eigene Gefahr!

Bromelain (Enzym der Ananas)

Ähnlich wie die Papaya und ihr Enzym Papain, hat die Ananas bzw. ihr Enzym Bromelain in vielen Studien sowie Patientenerfahrungen positive Wirkung bei Krebs gezeigt. Bromelain erhöht dabei den Tumor-Nekrose-Faktor, die T-Zellen-Aktivierung und stört den Zellzyklus der Krebszelle. Bromelain hemmt in vitro das Wachstum von **Lungenkrebs, Lymphdrüsenkrebs** und **Leukämie**. Des Weiteren fördert es die Aktivität der *Makrophagen*, die wiederum bevorzugt Tumorzellen vernichten. Bromelain kann außerdem Entzündungen hemmen. Und Krebs ist in der Regel eine Erkrankung, denen Entzündungsprozesse voraus gehen. Auch gegen **Gehirntumore** (im Reagenzglas) war Bromelain wirksam *(Studie 33)*. Der Körper kann erhebliche Mengen an Bromelain absorbieren; etwa 12 g / Tag können ohne größere Nebenwirkungen konsumiert werden *(Studie 29)*.

Bromelain **Auf einen Blick**	
Antioxidative Therapie	Achten Sie bei Kombinationen mit oxidativen Therapien auf einen zeitlichen Abstand von mindestens 12 Std.
Dosierungs-Richtwert:	12 g / Tag (12.000 mg)
€ Kosten:	250 Tabletten zu jeweils 500 mg kosten ca. 38 €. **Die monatlichen Kosten liegen um die 115 €.** Noch günstiger bekommen Sie Bromelain meist in Online-Apotheken.
Bezugs-quellen:	Apotheken, Reformhäuser, Internetshops In Apotheken unter der PZN: **02177843**.
Studien:	*(29) (30) (31) (32) (33)*

Wirkung positiv getestet bei:

In vitro (Reagenzglas)	In vivo (Tiere)	In vivo (Mensch)
✔	✔	

Angaben ohne Gewähr. Anwendung auf eigene Gefahr!

Gewürznelken

In einer Studie konnte nachgewiesen werden, dass getrocknete Gewürznelken (Pulver), eine signifikant hemmende Wirkung gegen Krebszellen haben, vor allem gegen **Darmkrebs**. Gewürznelken haben darüber hinaus auch eine sehr starke antioxidative Wirkung. Sie enthalten zahlreiche sekundäre Pflanzenstoffe, darunter Eugenol und Oleanolsäure.

Gewürznelken   Auf einen Blick

Antioxidative Therapie	Achten Sie bei Kombinationen mit oxidativen Therapien auf einen zeitlichen Abstand von mindestens 12 Std.
Dosierungs-Richtwert:	Täglich 1-2 Messerspitzen Gewürznelken-Pulver. Es gibt Nelken auch als Kapseln.
€ Kosten:	1 kg kosten um die 18 € (Stand 2021). Bei einer Tages-Dosis von 1 g entsprechen die monatlichen Kosten in etwa **0,50 €**. Kapseln sind jedoch deutlich teurer.
Bezugsquellen:	Diverse Internetshops
Auf was zu achten ist:	Bei Unverträglichkeiten ist die Dosis zu reduzieren oder ganz abzusetzen.
Studien:	*(60) Nelkenextrakt hemmt das Tumorwachstum*

Wirkung positiv getestet bei:

In vitro (Reagenzglas)	In vivo (Tiere)	In vivo (Mensch)
✔	✔	

Angaben ohne Gewähr. Anwendung auf eigene Gefahr!

Stachelannone (Graviola)

Graviola (Annona muricata) ist ein kleiner tropischer immergrüner Obstbaum, der zur Familie der Annonaceae gehört und in tropischen und subtropischen Regionen auf der ganzen Welt wächst. Die Stachelannone ist eine tropische Superfrucht: Zahlreiche Studien haben die Anti-Krebs-Aktivität nachgewiesen. Viele Quellen berichten von einer um 10.000-fach toxischeren Wirkung auf Krebszellen gegenüber Chemotherapeutika. Und sie wirken selektiv: Greifen keine gesunden Zellen an. Die Verbindungen, die natürlicherweise im Graviola-Extrakt vorhanden sind, hemmten mehrere Signalwege, den Stoffwechsel, den Zellzyklus, das Überleben und metastatische Eigenschaften der Krebszellen. Die Wissenschaftler waren überrascht zu beobachten, dass Graviola den Stoffwechsel von Krebszellen stört, durch Herunterregulieren verschiedener Faktoren, die auch den schwer behandelbaren **Bauchspeicheldrüsenkrebs** mit einschließen. Zusammengenommen führte die Stachelannone zu einer Abnahme der Tumore und der Metastasierung. So hemmt es z.B. auch das Protein HIF-1α , was die Neubildung von Blutgefäßen hemmt und daher der Metastasierung entgegen wirkt. Die Wirkung wurde sowohl im Reagenzglas, als auch bei Tieren mit Erfolg getestet. Wobei bei einigen Krebsarten die Blätter und Stängel und bei anderen das Fruchtfleisch-Extrakt besser gewirkt haben. Es empfiehlt sich daher, sowohl die Blätter und Stängel, als auch das Fruchtfleisch-Extrakt zu konsumieren bzw. ein Präparat auszuwählen, wo beides enthalten ist.

Antioxidative Therapie	Achten Sie bei Kombinationen mit oxidativen Therapien auf einen zeitlichen Abstand von mindestens 12 Std.
Dosierungs-Richtwert:	Leider gibt es keine Studien, die eine exakte Dosierungs-Empfehlung aussprechen. Hoch dosierte Präparate enthalten aber meist **2.000 mg Extrakt**, von denen die Hersteller 1 Kapsel (also 2.000 mg/Tag) empfehlen.
€ Kosten:	Ca. **3 €** / Monat
Bezugsquellen:	Diverse Internetshops und in Apotheken
Studien:	*(80) Graviola: Ein vielversprechendes natürliches Medikament, das durch Veränderung des Zellstoffwechsels Tumorigenität und Metastasierung von Bauchspeicheldrüsenkrebszellen in vitro und in vivo hemmt* *(81) Selektive Wachstumshemmung von menschlichen Brustkrebszellen durch graviola Fruchtextrakt in vitro und in vivo* *(82) Anti-Krebs-Aktivität auf Graviola, ein spannendes Heilpflanzenextrakt gegen verschiedene Krebszelllinien und einer detaillierten theoretischen Studie auf seine starke Antikrebs-Wirkung*

Wirkung positiv getestet bei:

In vitro (Reagenzglas)	In vivo (Tiere)	In vivo (Mensch)
✔	✔	

Angaben ohne Gewähr. Anwendung auf eigene Gefahr!

Wirkstoffe aus dem Brokkoli: Sulforaphan, Indol-3-carbinol und 3,3'-Diindolylmethan (DIM)

Sulforaphan: Eine ganze Reihe von Studien bestätigen die krebshemmende Wirkung von Sulforaphan. Hierbei handelt es sich um einen Pflanzenstoff, der zu den *Senfölglykosiden* gehört und in *Kreuzblütlern* vorkommt. Zu diesen zählen Blumenkohl und andere Kohlsorten, (Kapuziner)-Kresse, Meerrettich, Rucola, Radieschen, Raps, Senf und vor allem der Brokkoli. Allerdings befinden sich in Brokkoli-**Samen** und Brokkoli-**Sprossen 10 – 100 mal mehr Sulforaphan als im ausgewachsenen Brokkoli-Gemüse!** Eine Besonderheit beim Sulforaphan ist seine Hemmung in Bezug auf Krebs-Stammzellen *(Studien* **93,** **95)**. Stammzellen sind die ursprünglichen Krebszellen, die als erstes da waren und sich vermehren. Da noch nicht sicher geklärt ist, ob die Samen oder die Sprossen eine bessere Bioverfügbarkeit haben, wird derzeit empfohlen beides (also Sprossen <u>und</u> Samen) miteinander zu kombinieren.

Indol-3-carbinol und 3,3'-Diindolylmethan: Kreuzblütler enthalten Glucobrassicin, das während des Stoffwechsels in Indol-3-carbinol umgewandelt wird. In einer Umgebung mit niedrigem pH-Wert wird es in polymere Produkte umgewandelt, von denen 3,3'-Diindolylmethan (DIM) das Hauptprodukt ist. Die apoptotischen Wirkungen sowohl von Indol-3-carbinol als auch von 3,3'-Diindolylmethan (DIM) wurden in zahlreichen Studien bestätigt und hemmen das Krebswachstum bei so ziemlich jeder Krebsart.

miR-221 (ein RNA-Molekül) ist in Pankreaskrebszellen und Tumorgeweben stark hochreguliert und Patienten mit **Bauchspeicheldrüsenkrebs**, die eine höhere Expression von miR-221 aufweisen, haben eine kürzere Lebensdauer. Forscher fanden heraus, dass die Behandlung mit DIM die miR-221-Expression herunterreguliert *(Studie 98.1)*. Insgesamt koordiniert DIM zahlreiche Signalübertragungen, die auf den Stillstand des Zellzyklus einwirken, die Modulation der wichtigsten Cytochrom P450-Enzyme, die Invasion, die Metastasierung, die Verhinderung der Angiogenese (Gefäßneubildung) und des epigenetischen Verhaltens von Krebszellen.

Auch signifikante Wirkungen auf den Hormonhaushalt:

2-Hydroxyöstron (2-OHE1), ist ein natürlich vorkommendes Östrogen und Hauptmetabolit von Östron und Östradiol, welches als so genanntes „gutes" Östrogen bezeichnet wird. Methoxyöstron (2ME1) und 2-Methoxyestradiol (2ME2) sind ebenso Metaboliten des Östradiol und Östron, das Krebszellen abtötet, die Blutgefäße erweitert und die Angiogenese (die Blutgefäß-Neubildung, die zur Metastasierung beiträgt) hemmt. Auch diese Östrogene zählen zu den so genannten „guten" Östrogenen. Indol-3-carbinol und 3,3'-Diindolylmethan regulieren den Hormonhaushalt, indem sie die weniger guten Östrogene abbauen und die guten Östrogene hochregulieren. Die Therapie mit den Wirkstoffen aus Brokkoli eignet sich zwar für alle Krebsarten, für hormonassoziierte Krebsarten wie **Brustkrebs, Gebärmutterhalskrebs, Eierstockkrebs**, aber auch bei Männern mit **Prostatakrebs**, ganz besonders!

Antioxidative Therapie	Achten Sie bei Kombinationen mit oxidativen Therapien auf einen zeitlichen Abstand von mindestens 12 Std.
Dosierungs-Richtwert:	**Sulforaphan:** In Studien wurden **90 mg/Tag** verwendet (enthalten in 2 Teelöffeln Brokkoli-Samen). Da Sulforaphan nur eine Halbwertszeit von 2-5 Std. hat, sollte es mindestens 2x täglich eingenommen werden. Idealerweise morgens und abends. Im besten Fall auch zusätzlich Mittags/Nachmittags. Verwenden Sie zusätzlich zu den Samen auch Brokkoli-Sprossen. Die Samen keimen nach 24 Std. im Wasser! **3,3'-Diindolylmethan (DIM): 300 mg / Tag** **Indol-3-Carbinol: 500 mg / Tag**
€ Kosten:	**Sulforaphan:** Wenn Sie für 30 € ein ganzes Kilo Brokkoli-Samen kaufen, belaufen sich die **monatlichen Kosten auf ca. 10 €** (beim Verzehr von 2 Teelöffeln/Tag). Es gibt jedoch auch Brokkoli-Samen zermahlen als Kapseln, doch diese sind teurer. **3,3'-Diindolylmethan (DIM): 4 € / Monat** **Indol-3-Carbinol: ca. 15 €/Monat**
Bezugsquellen:	Diverse Internetshops
Auf was zu achten ist:	In hohen Dosen kann es zu Blähungen kommen. Achten Sie darauf, Brokkoli nur zu dünsten und nicht zu kochen, da die Inhaltsstoffe ansonsten verloren gehen!
Studien:	*(92) (93) (94) (95) (96) (97) (98) (98.1)*

Wirkung positiv getestet bei:

In vitro (Reagenzglas)	In vivo (Tiere)	In vivo (Mensch)
✔	✔	

Angaben ohne Gewähr. Anwendung auf eigene Gefahr!

Triptolid aus Lei Gong Teng (Wilfords Dreiflügelfrucht)

Triptolid, auch PG490 genannt, ist ein in der chinesischen Kletterpflanze „*Wilfords Dreiflügelfrucht (Tripterygium wilfordii)*" enthaltener Naturstoff. Studien zeigen, dass Triptolid die Zellproliferation (*=Zellvermehrung*) hemmt, Zell-Apoptose induziert (*=Absterben der Zellen*) und die Metastasierung hemmt. Triptolid verstärkt auch die Wirkung von anderen therapeutischen Methoden in verschiedenen Krebszelllinien. Forscher am Masonic Cancer Center der University of Minnesota haben entdeckt, dass bei Mäusen, die **40 Tage lang mit Triptolid behandelt wurden, keine weitere Tumoren auftraten, auch nicht nach Ende der Behandlung.** Jedoch hat die Heilpflanze auch ernste Nebenwirkungen wie abnehmende Knochendichte, Kopfschmerzen und Unfruchtbarkeit. Daher sollte vor der Einnahme unbedingt ein TCM-Arzt/Heilpraktiker konsultiert werden. Triptolid wird ebenso für die Behandlung von Autoimmunkrankheiten verwendet.

Die Anti-Tumoraktivität von Triptolid *in vitro* (*=im Reagenzglas*) und in verschiedenen tumortragenden Tieren wird seit Jahren untersucht und viele Ergebnisse zeigten, dass Triptolid ein vielversprechendes Mittel gegen Krebs ist. Ebenso kommt eine Studie *(105)* zu dem Ergebnis, dass Triptolid + Kurkumin (Kurkuma) sehr gute Synergieeffekte erzielt. Des selbe zeigt eine Studie *(106)* mit der Kombination von Triptolid + Artemisinin sowie die Kombination von Triptolid + Aspirin *(Studie 109)*.

Der einzige Nachteil scheint zu sein, dass Triptolid nicht wasserlöslich und daher schwer für den Körper bioverfügbar ist. Eine Möglichkeit wäre, **Triptolid in DMSO** zu lösen.

Triptolid	Auf einen Blick
Antioxidative Therapie	Achten Sie bei Kombinationen mit oxidativen Therapien auf einen zeitlichen Abstand von mindestens 12 Std.
Dosierungs-Richtwert:	30 mg / Tag
€ Kosten:	Am günstigsten sind 300 Tabletten zu ca. 90 €. **Die monatlichen Kosten belaufen sich damit auf ca. 9 €.**
Bezugsquellen:	Bislang nur in Apotheken (PZN: **11545346**).
Auf was zu achten ist:	Kombinieren Sie Triptolid am besten mit Artemisinin <u>oder</u> (nicht und!) Kurkuma. Sie können Artemisinin mit Kurkuma wöchentlich wechseln. **Jedoch hat die Heilpflanze auch ernste Nebenwirkungen wie abnehmende Knochendichte, Kopfschmerzen und Unfruchtbarkeit!**
Studien:	*(105) (106) (107) (108) (109) (110) (111)*

Wirkung positiv getestet bei:

In vitro (Reagenzglas)	In vivo (Tiere)	In vivo (Mensch)
✔	✔	

Angaben ohne Gewähr. Anwendung auf eigene Gefahr!

Inositol (Vitamin B8)

Vitamin B1, B2, B3.. alles bekannt. Aber hoppla: WAS ist denn Vitamin B8 ? „Das kennt man nicht": B8 wurde damals zusammen mit dem Vitamin B4 (Cholin) aus dem Vitamin-Katalog gestrichen, weil Wissenschaftler angeblich zu dem Schluss kamen, dass der Körper diese Stoffe selbst herstellen kann und ein Mangel unwahrscheinlich ist. Wenn man sich jedoch die zahlreichen schlechten Hormonwerte der Menschen ansieht (B8 greift massiv in den Hormonhaushalt ein), kann nicht davon ausgegangen werden, dass die Menschen mit B8 ausreichend versorgt sind. Vermutlich *soll* die Bevölkerung mit B8 gar nicht versorgt sein. Schließlich kann die Pharmaindustrie und dessen angehörige Schulmedizin mit hormonbedingten Krankheiten wie Ekzeme, Akne oder der Glatzenbildung einen Haufen Geld verdienen. Doch dazu mehr in meinem Buch *"HORMON-BALANCE mit dem Insider-Vitamin B8 Inositol"*. Hier soll es nun ausschließlich um die krebsheilenden Eigenschaften des B8 gehen. Zahlreiche Studien bestätigen dem Inositol einen krebshemmenden Effekt. Es induziert den Zelltod von malignen (bösartigen) Zellen, verbessert die Immunität und hat antioxidative Eigenschaften. Nur eine hohe Dosis von Myo-Inositol *(12 g / Tag)* bewirkte milde gastrointestinale (Magen-Darm) Nebenwirkungen wie Übelkeit, Blähungen und Durchfall. Inositol ist sehr gut bioverfügbar, so dass eine kombinierte Einnahme mit DMSO oder MSM nicht erforderlich ist.

Tipp: Im *Lecithin-Granulat* (gibt es günstig in Drogerien) kommt nicht nur Inositol in hohen Dosen vor, sondern auch noch das wichtige Vitamin B4 (Cholin). Zusammen mit B8 bildet es die wichtigen Phospholipide für Zellmembranen und die Myelinschicht der Nerven.

Antioxidative Therapie	Achten Sie bei Kombinationen mit oxidativen Therapien auf einen zeitlichen Abstand von mindestens 12 Std.
Dosierungs-Richtwert:	5 g / Tag
€ Kosten:	Für 40 € bekommt man bereits ein Kilo. **Die monatlichen Kosten liegen um die 7 €.**
Bezugsquellen:	Diverse Internetshops.
Studien:	*(113) Inositolhexaphosphat (IP6) hemmt Schlüsselereignisse von Krebsmetastasen: I. In-vitro-Studien von Adhäsion, Migration und Invasion von MDA-MB 231 menschlichen Brustkrebszellen* *(114) Inositolhexaphosphat unterdrückt das Wachstum und induziert die Apoptose in HT-29 Darmkrebs Zellen in Kultur: PI3K / Akt-Weg als potentielles Ziel* *(115) Inositolhexaphosphat (IP6) blockiert Proliferation von menschlichen Brustkrebszellen durch eine PKCdelta abhängigen Anstieg in p27Kip1 und Abnahme der Retinoblastom-Protein (pRb) Phosphorylierung* *(116) Krebs-Hemmung durch Inositolhexaphosphat (IP6) und Inositol: vom Labor in die Klinik* *(117) Schutz vor Krebs durch diätetische IP6 und Inositol*

Wirkung positiv getestet bei:

In vitro (Reagenzglas)	In vivo (Tiere)	In vivo (Mensch)
✔	✔	

Angaben ohne Gewähr. Anwendung auf eigene Gefahr!

Mariendistel (Silymarin)

Sicher haben Sie schon viel von Mariendistel gegen Lebererkrankungen gehört. Ihr Hauptwirkstoff, das **Silymarin**, schützt die Leberzellen vor toxischen Stoffen. Doch neu ist nun, dass diese Pflanze laut Studien auch gegen Krebs wirkt. **Untersuchungen an Mäusen stellten nach Silymarin-Verabreichung einen deutlichen Rückgang des Tumors fest.** Des Weiteren wirkt Silymarin auch der Metastasierung entgegen, vor allem durch Hemmung des VEGF-Proteins. Dieses ist besonders problematisch, denn der Primärtumor ist in der Regel nicht ganz so dramatisch. Das Hauptproblem ist immer die Metastasierung. Auch eine entzündungshemmende Wirkung wird der Mariendistel zugeschrieben. Ganz besonders stark ist ihre Wirkung gegen die Lipidperoxidation (Oxidation von Fettsäuren). Mit nur einer einzigen Tablette kann damit auch ein Pommes-Konsum kompensiert werden. Diese wundervolle Heilpflanze sollte daher in keinem Therapieprogramm fehlen. Insbesondere bei **Darmkrebs** und **Leberkrebs** wurde die Wirkung der Mariendistel erforscht, was aber nicht bedeutet, dass es nicht auch gegen andere Krebsarten wirksam sein kann.

Mariendiestel Auf einen Blick

Antioxidative Therapie	Achten Sie bei Kombinationen mit oxidativen Therapien auf einen zeitlichen Abstand von mindestens 12 Std.
Dosierungs-Richtwert:	200-400 mg / Tag Trockenextrakt aus Mariendistel-Früchten
€ Kosten:	Ca. 7,50 € / Monat
Bezugsquellen:	In Drogerien, Apotheken und Onlineshops
Studien:	*(118) (119) (220)*

Wirkung positiv getestet bei:

In vitro (Reagenzglas)	In vivo (Tiere)	In vivo (Mensch)
✔	✔	

Angaben ohne Gewähr. Anwendung auf eigene Gefahr!

Propolis + Manuka-Honig

Forscher der Universität Zagreb/Kroatien haben die Wirkung der Bienenprodukte gegen Krebs bei Mäusen untersucht, wie eine britische Fachzeitschrift berichtete. Eine Behandlung der Mäuse mit **Propolis** (= *ist eine von Bienen hergestellte harzartige Masse mit antibiotischer, antiviraler und Anti-Pilz-Wirkung),* verminderte das Wachstum von schon bestehenden Tumoren. Einer der gut erforschten Verbindungen von Propolis ist Kaffeinsäure Phenethylester (**CAPE** abgekürzt). Eine Studie zeigte, dass nur innerhalb von 2 Tagen nach der Behandlung mit CAPE, **46% der Lungenkrebszellen zerstört worden waren und das Krebswachstum um 60% reduziert wurde**. Drei Tage nach der Behandlung waren **67%** der Krebszellen zerstört. Diese beeindruckenden Ergebnisse wurden in mehreren Arten von Krebszellen, wie Brust-, Magen-, Haut-, Bauchspeicheldrüsen und Gliom (Gehirntumor)-Zellen untersucht. Die verfügbaren Daten zeigen, dass CAPE selektiv in den Zellzyklus eingreift und Krebszellen zerstört. Des Weiteren verhindert CAPE die Angiogenese (=*Neubildung von Blutgefäßen und damit Neigung zu Metastasierung)*. Glücklicherweise ist es nicht nur CAPE, die diese beeindruckende Fähigkeit hat. Die gleichen Anti-Krebs-Eigenschaften sind noch stärker ausgeprägt und überlegen in **Propolis** *als Ganzes*.

Auch **Manuka-Honig** hat laut einer Studie *(411)* an Mäusen einen krebshemmenden Effekt: Eine Infusion mit dem besagten Manuka-Honig führte zu einer 33%-igen Reduktion der Tumore. Dieser Honig enthält den Wirkstoff *Methylglyoxal* (250-350 mg/kg), der vermutlich für die krebshemmende Wirkung verantwortlich ist.

Gelee-Royale nennt sich der Futtersaft, mit dem die Honigbienen ihre Königinnen aufziehen. Dieser Saft eignet sich vor allem zur Krebs-Vorbeugung, hat aber in der Therapie kaum eine Bedeutung.

Propolis + Manuka-Honig   Auf einen Blick

Antioxidative Therapie	Achten Sie bei Kombinationen mit oxidativen Therapien auf einen zeitlichen Abstand von mindestens 12 Std.
Dosierungs-Richtwert:	Erwachsene und Kinder nehmen 1 Tropfen Propolis je kg Körpergewicht verteilt auf 3-4 Gaben pro Tag. Ideal zusammen mit Manuka-Honig.
€ Kosten:	Propolis: Ca. 15 € / Monat Manuka-Honig: Mindestens 30 € pro Glas (250 ml) **Ca. 45 € / Monat** für beides zusammen
Bezugsquellen:	Internetshops, Apotheken, Reformhäuser und Drogerien
Auf was zu achten ist:	Propolis enthält Allergene. Sollten Sie eine Unverträglichkeit feststellen, muss die Behandlung sofort abgebrochen werden.
Studien:	*(224)* Überprüfung der Anti-Krebs-Aktivitäten der Bienenprodukte *(411)* Die intravenöse Verabreichung von Manukahonig hemmt das Tumorwachstum

Wirkung positiv getestet bei:

In vitro (Reagenzglas)	In vivo (Tiere)	In vivo (Mensch)
✔	✔	

Angaben ohne Gewähr. Anwendung auf eigene Gefahr!

Katzenkralle

Die Katzenkralle *(Uncaria tomentosa)* ist ein Gewächs aus dem südamerikanischen Regenwald. Derzeit findet die Anwendung der Katzenkralle standardisiert nur bei der rheumatoiden Arthritis statt. Die Katzenkralle hilft, den Anteil der T-Lymphozyten und die Makrophagen-Produktion zu erhöhen, was gerade bei Krebs äußerst wichtig erscheint *(siehe GcMAF-Therapie)*. In einer Studie an Mäusen mit Krebs konnte ein alkoholischer Extrakt der Katzenkralle das Tumorwachstum deutlich reduzieren *(Studie 232)*.

Katzenkralle	Auf einen Blick
Antioxidative Therapie	Achten Sie bei Kombinationen mit oxidativen Therapien auf einen zeitlichen Abstand von mindestens 12 Std.
Dosierungs-Richtwert:	2 - 6 g / Tag
€ Kosten:	**ca. 27 € / Monat** (wenn eine günstige Jahrespackung erworben wird), bei 5 g / Tag (entspricht 5.000 mg) Katzenkralle gibt es auch als **Tee, der monatlich in etwa 10 € kostet.**
Bezugsquellen:	Diverse Internetshops und Apotheken
Studien:	*(232)* Antitumorale und antioxidative Wirkungen eines hydroalkoholischen Extraktes der Katzenkralle *(233)* Antiproliferative und pro-apoptotische Effekte von Uncaria tomentosa in humanen medullären Schilddrüsenkarzinomzellen

Wirkung positiv getestet bei:

In vitro (Reagenzglas)	In vivo (Tiere)	In vivo (Mensch)
✔	✔	

Angaben ohne Gewähr. Anwendung auf eigene Gefahr!

Schwarzkümmelöl

Schwarzkümmel (Nigella sativa) ist ein Gewürz mit stechend bitterem Geruch. Es wird seit tausenden von Jahren verwendet, um verschiedene Krankheiten, darunter Krebs, vor allem in Süd-Asien und mittleren Osten zu behandeln. Das Wirkspektrum reicht von antiproliferativ, proapoptotisch, antimetastatisch, antioxidativ, cytotoxisch, antimutagen, bis hin zu natürliche Killerzellen aktivitätssteigernden Wirkungen gegen verschiedene Krebszellen. Schwarzkümmel hat außerdem sehr immunregulierende Eigenschaften, so dass es nicht nur das Immunsystem stärkt, sondern auch moduliert und somit Autoimmunerkrankungen entgegenwirkt. In einer Studie an krebserkrankten Ratten konnte gezeigt werden, dass Schwarzkümmelöl zu einer signifikanten Reduktion der Tumore führte *(Studie 1)*.

Schwarzkümmelöl **Auf einen Blick**	
Antioxidative Therapie	Achten Sie bei Kombinationen mit oxidativen Therapien auf einen zeitlichen Abstand von mindestens 12 Std.
Dosierungs-Richtwert:	2 Esslöffel / Tag (ca. 10 ml)
€ Kosten:	**Ca. 10 € / Monat** (wenn ein ganzer Liter für 30 € gekauft wird und 10 ml davon am Tag verzehrt werden)
Bezugsquellen:	Diverse Internetshops, Reformhäuser und Apotheken
Auf was zu achten ist:	Kaufen Sie nur BIO-Öle! Und achten Sie auch darauf, dass das Öl in einer dunklen Flasche ist und lagern sie es im Kühlschrank! **Kaufen Sie nur das scharfe Schwarzkümmelöl, da dieses wirksamer / stärker ist.**
Studien:	*(1) (2) (2.1) (2.2) (2.3)*

Wirkung positiv getestet bei:

In vitro (Reagenzglas)	In vivo (Tiere)	In vivo (Mensch)
✔	✔	

Angaben ohne Gewähr. Anwendung auf eigene Gefahr!

Ozon-Therapie

Ozon besteht aus drei Sauerstoffatomen (O_3). Es ist die energiereiche Form des Sauerstoffs (O_2). Je mehr Sauerstoff in den Geweben ist, desto besser. So kann sich Krebs nur schwer ausbreiten und um so wirkungsvoller lässt er sich behandeln. In sauerstoffarmen und schlecht durchbluteten Geweben finden Krebszellen besonders gute Wachstumsbedingungen vor. Ärzte und Heilpraktiker haben mittlerweile ca. 80 Jahre Erfahrung mit Ozon gegen die verschiedensten Krankheiten. Dabei ist die Anwendungsform unterschiedlich. Es wird als intramuskuläre, arterielle oder subkutane Injektion verabreicht. Oftmals wird es mit Blut in Form einer Eigenblutbehandlung praktiziert. In manchen Fällen wird es direkt in das Krebsgewebe gespritzt. Die maximale Ozon-Konzentration sollte 5% nicht überschreiten (5% Ozon zu 95% Sauerstoff). Bei einer Studie an Kaninchen, die alle an einem fortgeschrittenen Stadium eines Kopf-Hals-Plattenepithelkarzinoms erkrankt waren *(was eine schnelle Metastasierung und eine niedrige Überlebensrate zur Folge hat)* führte Ozon *(ins Peritoneum / Bauchfell gespritzt)* bei 6 von 14 Kaninchen zu einer **vollständigen Tumorregression *(Tumor-Rückgang)* und das Fehlen von lokalen oder entfernten Lungenmetastasen.** Die Verabreichung von reinem Sauerstoff (O_2) führte zu einer Überlebensrate bei 3 von 13 Tieren, begleitet von einer vollständigen Tumorremission bei 2 der 3 überlebenden Tiere *(Studie 500)*. Somit ist die Verabreichung von Sauerstoff längst nicht so effektiv wie Ozon. In einer weiteren Studie, diesmal in Vitro *(also im Reagenzglas)* wurde das Wachstum von menschlichen Krebszellen aus Lungen-, Brust- und Uterustumoren untersucht. Die Anwesenheit von Ozon bei 0,3 bis 0,5 Teilen pro Million (ppm) hemmte das Krebszellenwachstum um 40 - 60 Prozent. Eine Ozonbelastung von 0,8 ppm hemmte das Wachstum der Krebszellen sogar um mehr als 90% *(Studie 501)*. Bei einer Maus-Studie induzierte die lokale Verabreichung von ozonisiertem Wasser (20,8, 41,6, 104 oder 208 mM) direkt in das Tumorgewebe Nekrose *(Studie 504)*.

Ozon-Therapie **Auf einen Blick**

Oxidative Therapie	Achten Sie bei Kombinationen mit antioxidativen Therapien auf einen zeitlichen Abstand von mindestens 12 Std.
Dosierungs-Richtwert:	Entscheidet Ihr Arzt / Heilpraktiker.
€ Kosten:	Die Preise sind je nach Therapeuten unterschiedlich. Die Durchschnitts-Preise dürften sich um die 50 Euro pro Sitzung bewegen. Bei 2 Sitzungen pro Woche belaufen sich daher die **monatlichen Kosten auf ca. 400 €.** Die Kosten werden von den gesetzlichen Krankenkassen nicht übernommen. Evtl. von den Privaten.
Bezugs-quellen:	Bitte suchen Sie im Internet nach einem Arzt oder Heilpraktiker in Ihrer Nähe.
Auf was zu achten ist:	Nicht eingesetzt werden sollte die Ozon-Therapie bei einer erblichen Störung der Blutgerinnung, einem akutem Herzinfarkt, inneren Blutungen, nach einem Schlaganfall, Schilddrüsenerkrankungen, chronischen Pilzinfektionen, Ozonallergie sowie während einer Schwangerschaft. Bei der Einnahme von Gerinnungshemmern kann es zu Wechselwirkungen kommen.
Studien:	*(500) (501) (502) (503) (504)*

Wirkung positiv getestet bei:

In vitro (Reagenzglas)	In vivo (Tiere)	In vivo (Mensch)
✔	✔	

Angaben ohne Gewähr. Anwendung auf eigene Gefahr!

Weihrauch (Extrakt und ätherisches Öl)

Weihrauch ist das Harz des Weihrauchbaumes. Davon gibt es verschiedene Arten. In *afrikanischem* Weihrauch soll Untersuchungen zufolge am meisten von der medizinisch wirksamen **Boswelliasäure** enthalten sein. Hierbei handelt es sich um eine Pflanze bzw. kleinen Baum, der in den Trockengebieten im osten Afrikas wächst. Der Harzwirkstoff fördert den Zelltod, die Apoptose maligner Zellen, hauptsächlich bei der Behandlung von **Hirntumoren** (Astrozytom, Glioblastom). Zusätzlich wurde eine Wirkung gegen **Hirnödeme** festgestellt *(Studie **28d**)*. Weihrauch soll die beschädigte DNA von Krebszellen reparieren und den korrekten ursprünglichen Code in der Zelle neu programmieren. Des Weiteren ist es auch ein gutes Schmerzmittel. Denn leider haben Krebspatienten auch sehr oft Schmerzen zu beklagen. Eine Wirkung bei Tieren wurde sogar gegen den schwer behandelbaren **Bauchspeicheldrüsenkrebs** entdeckt *(Studie **28e**)*. Die genauen Wirkmechanismen sind zwar noch nicht genau erforscht. Bisherige Studien konnten jedoch zeigen, dass die im Weihrauch enthaltene Boswelliasäure die DNA korrigiert und stummgeschaltete Tumorsuppressorgene wieder einschaltet. Des Weiteren wirkt es stark **entzündungshemmend** und konnte in Studien auch die **Metastasierung** verhindern, indem z.B. Proteine, die die Blutgefäß-Neubildung fördern (wie VEGF), herunterreguliert wurden. Sowohl zum teuren Extrakt, als auch zum günstigen ätherischen Öl, liegen positive Tier-Studien vor.

Folgende Krebsarten scheinen besonders gut bei Weihrauch anzusprechen:

- Hirntumore - und Hirnödeme
- Darmkrebs
- Leukämie
- Melanom (schwarzer Hautkrebs)
- Leberkrebs
- Prostatakrebs

Neutrale Therapie	Diese Therapie kann mit allen anderen auch ohne zeitlichen Abstand kombiniert werden.
Dosierungs-Richtwert:	**Extrakt:** Als Dosierung empfehlen Experten 3 × 8 Tabletten zu 400 mg während den Mahlzeiten. Das bedeutet 9.600 mg pro Tag. **Ätherisches Öl:** Bis zu 20 Tropfen/Tag (ca. 1 ml)
€ Kosten:	**Extrakt:** 100 Tabletten zu je 400 mg kosten ca. 40 €. Der Preis für die monatliche Behandlung beträgt **ca. 280 €.** **Ätherisches Öl:** 30 ml kosten ca. **30 €.** Das würde es monatlich kosten.
Bezugs-quellen:	„Afrikanische Weihrauchkapseln nach Dr. Fernando", zu bestellen in deutschen Apotheken unter der PZN **09198328.** Das ätherische Öl erhalten Sie in Apotheken und zahlreichen Online-Shops.
Auf was zu achten ist:	Falls Sie sich für ein anderes Präparat entscheiden, achten Sie darauf, dass genügend *Boswelliasäure* enthalten ist. Im Idealfall mindestens 80%! Eventuelle Nebenwirkungen können Kopfschmerzen, Übelkeit oder Durchfall sein.
Studien:	*(27) (28) (28a) (28b) (28c) (28d) (28e)*

Wirkung positiv getestet bei:

In vitro (Reagenzglas)	In vivo (Tiere)	In vivo (Mensch)
✔	✔	

Angaben ohne Gewähr. Anwendung auf eigene Gefahr!

Es folgen:

Therapien
mit positiver Erfahrung
im Reagenzglas

Lapacho (Tabebuia avellanedeae)

Es ist das Heilmittel der Inka: Ein Baum aus dem Amazonas-Regenwald und anderen Teilen Südamerikas, wurde als eine der wundersamen Heilmittel gegen Krebs erkannt. Die Therapie bezieht sich auf die innere Rinde des Lapacho-Baumes. Zwei hauptsächliche bioaktive Komponenten wurden aus Tabebuia impetiginosa isoliert: Lapachol und Beta-Lapachon. Beta-Lapachon induzierte den Zelltod in einem Spektrum von menschlichen Karzinomzellen, in **Eierstockkrebs**, **Dickdarmkrebs** und **Lungenkrebs**zellen und den nekrotischen Zelltod in vier menschlichen **Brustkrebs**-Zelllinien. Die Ergebnisse deuten darauf hin, dass Beta-Lapachon ein potenzieller Krebs-Killer ist, welcher auf den mitochondrialen Cytochrom-C-Caspase-Weg einwirkt und damit zur Apoptose der Krebszellen führt. Weiteres hat Lapacho eine **blutreinigende Wirkung** sowie einen hemmenden Effekt gegen Viren, Pilze und Bakterien. Ebenso hat Lapacho in einer Studie gezeigt, dass es eine modulierende Wirkung bei Östrogenrezeptoren hat und daher ideal gegen Brustkrebs eingesetzt werden kann.

Antioxidative Therapie	Achten Sie bei Kombinationen mit oxidativen Therapien auf einen zeitlichen Abstand von mindestens 12 Std.
Dosierungs-Richtwert:	**Als Tee:** 2 Teelöffel Lapacho-Rinden auf 1 Liter Wasser, 5 Min köcheln lassen. Es sollte jeden Tag 1 Liter von diesem Tee getrunken werden. **Als Kapseln:** 3.000 mg / Tag
€ Kosten:	**Ca. 2 € / Monat** (wenn der Tee konsumiert wird) **Ca. 15-20 €/Monat** (wenn Kapseln konsumiert werden bei 3.000 mg/Tag)
Bezugs-quellen:	In Apotheken: 100 g Lapacho-Tee (PZN *00429370*), 100 Lapacho-Kapseln (PZN **00254628**). Aber auch in diversen Internetshops und evtl. auch in Reformhäusern.
Auf was zu achten ist:	Nicht angewendet werden sollte Lapacho bei: - Schwangere und Stillende - Lapacho kann die Blutgerinnung stören, daher sollten Personen mit Blutgerinnungsstörungen (oder solche, die Blutverdünner einnehmen) darauf verzichten. - Auch vor Operationen sollte auf Lapacho verzichtet werden. Lapacho kann eine Reihe von Nebenwirkungen (insbesondere Übelkeit und Kopfschmerzen) auslösen. **Lapacho sollte nur in Intervallen angewendet werden: 6 Wochen Einnahme / 4 Wochen Pause!**
Studien:	*(400) (401) (402) (403)*

Wirkung positiv getestet bei:

In vitro (Reagenzglas)	In vivo (Tiere)	In vivo (Mensch)
✔		

Angaben ohne Gewähr. Anwendung auf eigene Gefahr!

Ätherische Öle

Ätherische Öle sind in der pharmazeutischen Industrie, in der Kosmetik, Landwirtschaft und Lebensmittelindustrie für ihre bakterizide, viruzide, fungizide, antiparasitäre und insektizide Eigenschaften bekannt. **Die Anti-Krebs-Wirkung ist gut dokumentiert.** Über hundert ätherische Öle aus mehr als zwanzig Pflanzenfamilien wurden auf mehr als zwanzig Arten von Krebs in den letzten zehn Jahren getestet. Auf den kommenden Seiten stelle ich Ihnen vor, welche Öle (in Zellkulturen) gegen welche Krebsarten die beste Wirkung zeigten. Viele davon sind äußerst exotisch.

Prostatakrebs:	Gehirntumore:
• Oreganoöl	• Bocks-Johanniskrautöl
• Bocks-Johanniskrautöl	• Zanthoxylum tinguassuiba Öl
• Tränenkieferöl	• Basilikumöl
• Solanum erianthum Öl	• Lippia alba Öl
• Thymianöl	• Leberbalsamöl
• Pfefferminzöl	
• Ingweröl	
• Guatteria pogonopus Öl	
• Leberbalsam Öl	
• Lippia multi Öl	
• Salbeiöl	

Hautkrebs:	Brustkrebs:
• Oreganoöl • Afrostyrax lepidophyllus Öl • scorodophloeus zenkeri Öl • Athanasia brownii Öl • Neolitsea variabillima Öl • Casearia sylvestris Öl • Rosmarinöl	• Thymianöl • Kamillenöl • Oreganoöl • Rosmarinöl • Afrostyrax lepidophyllus • S. zenkeri • Bohnenkräuteröl • Casearia sylvestris • Cedrelopsis Grevei • Solanium spirale • Boswellia sacra • S. erianthumöl • Salbeiöl
Darmkrebs:	Eierstockkrebs:
• Salbeiöl • Rosmarinöl • A. lepidophylla Öl • S. zenkeri • Athanasia brownii • Neolitsea variabillima • Satureja khuzistanica • Blutorangen äth. Öl • Feld-Beifuß Öl • Oreganoöl	• Zitronengrasöl • Guatteria pogonopus • Kulturapfel äth. Öl aus den Blättern • Patrinia scabra Wurzelöl

Leberkrebs:

- Zitronen-Thymian äth. Öl
- Artemisia indica
- Variabillima äth. Öl der Blätter
- Zanthoxylum schinifolium
- Rosmarinöl

Gebärmutterhalskrebs:

- Casearia sylvestris Blätter
- Amerikanischer Amberbaum (Blatt und Stamm)
- Schinus terebinthifolius
- Curcuma wenyujin
- Aristolochia mollissima

Lungenkrebs:

- Thymianöl
- Xylopia frutescens Blatt
- Guatteria pogonopus
- Neolitsea variabillima
- Tridax procumbens
- A. indica (aus den oberirdischen Teilen)
- Litsea cubeba Samen
- Solanium spirale
- Salbeiöl

Mundkrebs:

- N. variabillima (äth. Öl der Blätter)
- Solanium spirale (äth. Öl der Blätter)
- Pinus densiflora (äth. Öl der Blätter)
- Salbeiöl
- Levisticum officinale

Leukämie:

- Blätter von N. variabillima
- Blätter von Casearia sylvestris
- A. indica
- Griechischer Wacholder Frucht ätherisches Öl
- Zedern-Wacholder
- Cedrus libani
- Pinus pinea Holz öl
- Malus domestica
- Rosmarinöl

Nierenkrebs:

- Satureja khuzistanica
- Platycladus orientalis
- Prangos asperula
- Sideritis perfoliata
- Aristolochia mollissima
- Salbeiöl

Magenkrebs:	Bauchspeicheldrüsenkrebs:
• Rosmarinöl	• Weihrauchöl (siehe Therapie „Weihrauch")

Ätherische Öle Auf einen Blick

Antioxidative Therapie	Achten Sie bei Kombinationen mit oxidativen Therapien auf einen zeitlichen Abstand von mindestens 12 Std.
Dosierungs-Richtwert:	Vom jeweiligen Öl täglich 10 Tropfen (5 morgens, 5 abends), pur oder zusammen mit einem Stück Zucker. Idealerweise brauner Zucker, da dieser noch alle Nährstoffe enthält.
€ Kosten:	Je nach Öl sollten es ca. **10 €/Monat** sein. Wenn mehrere Öle konsumiert werden, wird es natürlich teurer. Der genaue Preis ist daher schwer abschätzbar.
Bezugsquellen:	Diverse Internetshops, aber auch Apotheken und Reformhäuser.
Auf was zu achten ist:	Bei Unverträglichkeiten sollte die Dosis reduziert werden! Auf nüchternen Magen ist es i.d.R. unverträglicher.
Studien:	*(61) Anti-Krebs-Aktivität von ätherischen Ölen und ihre Bestandteile*

Wirkung positiv getestet bei:

In vitro (Reagenzglas)	In vivo (Tiere)	In vivo (Mensch)
✔		

Angaben ohne Gewähr. Anwendung auf eigene Gefahr!

Vitamin K2 (MK-7)

Die Menschen in Japan haben die weltweit höchste Einnahme an Vitamin K2 (MK-7), welche zweifellos zu einem langen und gesunden Leben beiträgt. Reich an K2 ist die japanische Spezialität „Natto" (siehe Abb.), aus dem das K2 in Kapselform i.d.R. auch gewonnen wird. Zur Herstellung von Natto werden Sojabohnen gekocht und anschließend durch Einwirkung des Bakteriums *Bacillus subtilis natto* fermentiert. Studien belegen, dass Vitamin K2 in einer Vielzahl von Krebszellen, darunter **Lungenkrebs**, akute myeloische **Leukämie**, **Eierstockkrebs** und **Prostatakrebs**, Wachstumshemmung und Apoptose induziert. Die krebshemmende Wirkung von Vitamin K2 ist auch an Menschen getestet worden: In einer Studie *(41.1)* wurden Patienten mit Leberzirrhose (ursprünglich gegen Knochenschwund) mit Vitamin K2 behandelt. Patienten mit Leberzirrhose haben ein deutlich erhöhtes Leberkrebs-Risiko. Diese Personen wurden mit einer Kontrollgruppe verglichen, die kein Vitamin K2 erhielt. Zusammengefasst zeigten die Ergebnisse, dass *10%* der Probanden, die eine Ergänzung mit Vitamin K2 erhielten, später an Leberkrebs erkrankten. Aus der Kontrollgruppe hingegen waren es 47%! In der Studie wurde angeblich eine ungewöhnlich hohe Dosis von 45 mg pro Tag verabreicht. Ich denke jedoch, dass es sich hierbei um einen Fehler handelt und mcg (Mikrogramm) gemeint war. Normalerweise liegt die empfohlene Tagesmenge bei 100-200 mcg (Mikro-Gramm!) pro Tag. 45 mg würden 45.000 mcg entsprechen. **Tipp: Vitamin K2 als MK7:** Es gibt verschiedene Formen von Vitamin K2! Doch nur das **MK-7** hat eine Halbwertszeit von **2,5 Tagen.** Das bedeutet, nach 2,5 Tagen ist das Vitamin um die Hälfte abgebaut. Bei anderen K2-Formen hat man einen kompletten Abbau bereits nach wenigen Stunden!

Vitamin K2 MK 7	**Auf einen Blick**	
Antioxidative Therapie	Achten Sie bei Kombinationen mit oxidativen Therapien auf einen zeitlichen Abstand von mindestens 12 Std.	
Dosierungs-Richtwert:	200 mcg / Tag (Mikrogramm)	
€ Kosten:	In Apotheken unter der PZN **13343285** gibt es eine Jahres-Packung (365 Tabletten zu je 200 mcg) zum Preis von knapp 27 € (Stand 2021). Die monatlichen Kosten betragen in etwa **2,20 €.**	
Bezugs-quellen:	Amazon, diverse Internet-Shops und in Apotheken.	
Auf was zu achten ist:	**Achten Sie auf die Form MK-7.** Nur diese gewährt eine lange Halbwertszeit von 2,5 Tagen! **Sollte nicht mit Blutverdünnern (wie z.B. Marcumar) kombiniert werden, da Vitamin K die blutverdünnende Wirkung der Antikoagulantien abschwächt.** **Falls die Kapsel nicht bereits ein Öl enthält, nehmen Sie diese zusammen mit einem Öl/Fett ein, da Vitamin K zu den fettlöslichen Vitaminen zählt!**	
Studien:	*(38) (39) (40) (41) (41.1)*	

Wirkung positiv getestet bei:

In vitro (Reagenzglas)	In vivo (Tiere)	In vivo (Mensch)
✔		

Angaben ohne Gewähr. Anwendung auf eigene Gefahr!

Senfsamen

Allylisothiocyanat ist der Hauptwirkstoff in Senfsamen, der krebsverursachende Substanzen blockiert, die industriell verarbeitetem Fleisch wie beispielsweise Hotdogs (in Form von Natriumnitrid) zugesetzt werden. Darüber hinaus haben in-vitro-Studien eine krebshemmende Wirkung nachgewiesen. Es gibt verschiedene Arten von Senfsaat: Weißen, gelben, braunen und schwarzen. Von allen Sorten ist der Schwarze der Schärfste und hat die stärkste Wirkung gegen Krebs.

Senfsamen   Auf einen Blick

Antioxidative Therapie	Achten Sie bei Kombinationen mit oxidativen Therapien auf einen zeitlichen Abstand von mindestens 12 Std.
Dosierungs-Richtwert:	2x täglich einen Teelöffel „Bio-Senfsaat, schwarz gemahlen" ist hier das Produkt der ersten Wahl.
€ Kosten:	1 kg gibt es bereits für ca. 20 €. Die **monatlichen Kosten liegen um die 7 €.**
Bezugsquellen:	Diverse Internetshops
Studien:	*(103)* ALLYLISOTHIOCYANAT reichen Senfsamenpulver hemmt das Wachstum von Blasenkrebs und Muskelinvasion *(104)* Chemopräventive Wirkung von Senf (Brassica compestris) auf chemisch induzierte Tumorgenese von Krebs des Gebärmutterhalses.

Wirkung positiv getestet bei:

In vitro (Reagenzglas)	In vivo (Tiere)	In vivo (Mensch)
✔		

Angaben ohne Gewähr. Anwendung auf eigene Gefahr!

Artemisinin

Bei Artemisinin handelt es sich um einen sekundären Pflanzenstoff, der in den Blättern und Blüten des *Einjährigen Beifußes (Artemisia annua)* vorkommt. Das Wirkprinzip ist folgendes: ***Krebszellen sind sehr eisenhaltig!*** Das Artemisinin geht mit Eisen eine chemische Reaktion ein und somit werden die Krebszellen zerstört. Bestätigt wurden diese Befunde an Brustkrebszellkulturen. Nach 8 Std. nach Exposition von Artemisinin waren 75% der Brustkrebszellen vernichtet. Nach 16 Std. lebten so gut wie keine mehr. Leukämiezellen waren sogar nach 8 Std. völlig zerstört. Aber auch auf andere Krebsarten wie Prostatakrebs oder Gehirntumore hatte Artemisinin den selben Effekt. Auf normale Zellen hat Artemisinin keine toxische Wirkung. Krebszellen die gegenüber Zytostatika (Chemotherapeutika) resistent waren, reagieren bzw. wurden abgetötet. Am effektivsten ist es, die Krebszellen zuerst mit *hohen Dosen Eisen zu „füttern"*, denn je stärker sich diese mit Eisen *vollsaugen*, desto stärker gehen sie mit Artemisinin eine chemische Reaktion ein. Insbesondere soll Artemisinin bei **schnell wachsenden Krebszellen** wirken, denn diese enthalten besonders viel Eisen.

Oxidative Therapie	Achten Sie bei Kombinationen mit antioxidativen Therapien auf einen zeitlichen Abstand von mindestens 12 Std.
Dosierungs -Richtwert:	2 Tage eine Eisen-Infusion mit Ferinject, ab dem 3. Tag werden 6 Milligramm (mg) Artemisinin pro Kilo Körpergewicht gegeben. Die Tagesdosis teilt sich auf in eine morgendliche und eine abendliche Einnahme. Nach 6 Wochen erfolgt eine erneute Auffrischung mit Eisen. Ein 70 kg schwerer Mensch nimmt daher 400 mg/Tag (200 morgens und 200 abends).
€ Kosten:	**Es ist mit monatlichen Kosten von 50-60 € zu rechnen** zuzüglich den 6-wöchigen Eisen-Infusionen.
Bezugs- quellen:	Artemisinin kann man rezeptfrei in Apotheken erwerben. Z.B. unter der *PZN* **6435058** (Preis um die 70 € für 150 Tabletten zu je 100 mg). Es wird standardmäßig gegen Malaria eingesetzt.
Auf was zu achten ist:	Bei der Eisenspeicherkrankheit (Hämochromatose) sollten die Eisen-Infusionen ggf. ausbleiben.
Studien:	*(14) Anti-Krebs-Wirkung des Anti-Malaria-Mittels Artemisinin* *(15) Artemisinin gegen Brustkrebs* *(16) Artemisinin gegen Prostatakrebs* *(17) Gezielte Behandlung von Krebs mit Artemisinin und Artemisinin mit Eisen* *(18) Artemisinin induziert Apoptose in humanen Krebszellen*

Wirkung positiv getestet bei:

In vitro (Reagenzglas)	In vivo (Tiere)	In vivo (Mensch)
✔		

Angaben ohne Gewähr. Anwendung auf eigene Gefahr!

Mutterkraut

*"Substanzen aus dem Mutterkraut (Tanacetum parthenium), wirken auf Krebs-Stammzellen bei **Leukämie** besser als bisherige Krebsmittel, melden Forscher aus New York".* Forscher der Universität Rochester fanden im Jahr 2002 heraus, dass Mutterkraut mit seinem Hauptwirkstoff Parthenolid die myeloische Leukämie bereits auf Stammzellenniveau angreift, ohne dabei andere gesunde blutbildende Zellen zu schädigen. **ACHTUNG:** Verwechseln Sie Mutterkraut nicht mit mit der (römischen) Kamille (*Chamaemelum nobile*). Die Wirkung von ***Mutterkraut-Tee wird als gering eingestuft,*** da die Inhaltsstoffe kaum ins Wasser übergehen. Stattdessen wird empfohlen, das pulverisierte Mutterkraut direkt in Form von Präparaten einzunehmen.

Mutterkraut	**Auf einen Blick**
Antioxidative Therapie	Achten Sie bei Kombinationen mit oxidativen Therapien auf einen zeitlichen Abstand von mindestens 12 Std.
Dosierungs-Richtwert:	**3.000 mg / Tag** Meist werden Kapseln zu je 400 mg angeboten.
€ Kosten:	**ca. 25 € / Monat** (wenn Sie ein günstiges XXL-Paket kaufen)
Bezugs-quellen:	Diverse Internetshops und Apotheken (z.B. unter der PZN **08635258**)
Auf was zu achten ist:	Sollte nicht während der Schwangerschaft oder Stillzeit angewendet werden.
Studien:	*(225) (226) (227) (228)*

Wirkung positiv getestet bei:

In vitro (Reagenzglas)	In vivo (Tiere)	In vivo (Mensch)
✔		

Angaben ohne Gewähr. Anwendung auf eigene Gefahr!

Heilung durchs Unterbewusstsein

Ist es möglich, nur alleine durch Hypnose und/oder Selbsthypnose sich vom Krebs zu heilen? Diverse Erfahrungsberichte belegen, dass dies möglich ist! Ganz nach dem Motto: „Der Geist formt das Fleisch". Bekannt ist dies in der Medizin schon lange unter der Bezeichnung „Placebo-Effekt". Also die Heilung durch bloßen Glauben. Bei der Heilung durchs Unterbewusstsein geht dies allerdings noch einen Schritt weiter. Hier geht es darum, ganz konkret innere Bilder zu malen. Bilder und Emotionen programmieren unser Unterbewusstsein. Der Zellforscher Bruce Lipton hat herausgefunden, dass wir sogar durch unser Unterbewusstsein unsere Gene verändern können. Um genau zu sein, sind die Gene immer gleich. Nur das Entscheidende dabei ist, was davon abgelesen wird. Und das können wir durch unser Unterbewusstsein selbst beeinflussen. In der russischen Informationsmedizin ist man sogar schon so weit, sich über das Unterbewusstsein neue Organe nachwachsen zu lassen. Dazu gibt es auch dokumentierte Fälle, z.B. in der Doku *„Das Licht der Ewigkeit: Russen lassen Organe und Zähne nachwachsen"*- zu sehen auf youtube. Ein gut dokumentierter Fall, wie Krebs über das Unterbewusstsein geheilt werden kann, ist der eines jungen Mannes, der einen Gehirntumor hatte. Er malte sich jede Nacht vor dem zu Bett gehen *innere Bilder* und stellte sich vor, wie die gesunden Zellen in der Überzahl sind und die kranken Zellen verdrängen. Dabei hörte er die ganze Nacht seine Lieblingsmusik von Bach. Die Doku wurde im SWR ausgestrahlt unter dem Titel *„Das Geheimnis der Heilung"*, zu sehen ggf. im Internet auf Youtube. Zusätzlich gibt es in Berlin eine Heilerin, die sich auf *„Heilschlafen"* spezialisiert hat. Der Patient hört hierzu während der gesamten Nacht eine MP3 als Endlosschleife mit Suggestionen. Die Heilerin wurde bereits von Dr. Michael Vogt interviewt. Die Sendung finden Sie im Internet unter dem Titel *„Heilschlafen mit Botschaften ans Unterbewusstsein"*.

Heilung durch einen Geistheiler

Diese Heilmethode basiert auf der Quanten-Heilung. Der Heiler schickt dabei dem Patienten bestimmte Schwingungen und Energien. Viele halten diese Vorgehensweise für reinen Hokus-Pokus. Schließlich gibt es nur das, was man sehen, hören oder riechen kann. Doch auch die Strahlen für das Telefon und WLAN sind da. Auch wenn wir diese weder sehen und riechen, noch hören können. Wenn Sie auf der Suche nach einem Geistheiler sind, dann sollten Sie genau suchen und sich informieren. Denn neben seriösen Geistheilern, die gibt es natürlich auch Scharlatane. Viele gute Geistheiler hingegen haben tausende Menschen bereits heilen können. Und die Heilerfolge kamen sogar im öffentlich-rechtlichen Fernsehen, so z.B. „Heiler auf dem Prüfstand", eine Reportage des SWR. Die Doku kann evtl. auf Youtube angeschaut werden. Ein weiteres eindrucksvolles Instrument, um die Kraft des Geistes sichtbar zu messen, ist das so genannte „Reis-Experiment". Dabei wird ein Glas jeden Tag für mehrere Wochen beschimpft, während einem weiteren Glas Reis Liebe zugesprochen wird. Nach ca. 3-4 Monaten wird der beschimpfte Reis tatsächlich schwarz, während der mit Liebe gesegnete Reis immer noch weiß ist. Ich habe dieses Experiment selbst durchgeführt und auch auf Youtube finden sich zahlreiche Versuche dazu. Es lohnt sich also, dieses Gebiet der geistigen Heilung eine Chance zu geben. Geistige Heilung funktioniert genauso wie Hellseherei funktioniert. Nur gibt es leider kaum Hellseher. Es können nur sehr wenige, wie z.B. Alois Irlmaier oder Martin Zoller, die bereits eindrucksvoll ihre Gabe beweisen konnten.

Rehatron alpha

Bei Rehatron-Alpha werden durch sehr kurze Stromimpulse mit einem hochfrequenten Magnetfeld gestörte Zellmembranpotentiale positiv beeinflusst und wieder in ihren gesunden Zustand versetzt. Die Membranspannung einer gesunden Zelle liegt bei um die 90 bis 100 Millivolt. Kranke Zellen (Krebszellen) jedoch haben eine deutlich reduzierte Membranspannung von gerade mal 20 Millivolt. Bei nahezu jeder Krankheit sinkt die Membranspannung, so dass der Ionen-Transport in- und aus den Zellen nicht mehr funktioniert. Genau hier setzt Rehatron-Alpha an und erhöht die Zellmembranspannung, so dass Krebszellen entweder wieder zu gesunden Zellen werden oder aber absterben. Rehatron arbeitet nicht invasiv (es wird also keine Haut verletzt). Stattdessen basiert diese Therapie auf Magnetfeldern mit sehr hoher Strömung.

Rehatron alpha	Auf einen Blick
Neutrale Therapie	Diese Therapie kann mit allen anderen auch ohne zeitlichen Abstand kombiniert werden.
Dosierungs-Richtwert:	Besprechen Sie mit Ihrem Therapeuten
€ Kosten:	**Ca. 50 € pro Sitzung** (Die Kosten variieren je nach Therapeuten teilweise sehr stark!)
Bezugsquellen:	Suchen Sie sich einen Arzt oder Heilpraktiker in Ihrer Nähe, der mit Rehatron arbeitet
Auf was zu achten ist:	Diese Therapie hat in der Regel keine Nebenwirkungen und wird gut vertragen.
Studien:	----

Wirkung positiv getestet bei:

In vitro (Reagenzglas)	In vivo (Tiere)	In vivo (Mensch)
---	---	---

Angaben ohne Gewähr. Anwendung auf eigene Gefahr!

Es folgen:

Therapien zur Entgiftung

Modifiziertes Zitruspektin

Diese Therapie ist ein wahres Allround-Talent: Nicht nur, dass dem modifizierten Zitruspektin in Studien eine krebshemmende Wirkung nachgewiesen wurde (mittels mitochondrialem Apoptoseweg), es leitet auch gleichzeitig toxische Schwermetalle aus und gegen Fibrose (Bindegewebsverhärtung) hat es ebenso einen nachgewiesenen Effekt. Eine bedeutende Rolle kommt dem modifizierten Zitruspektin in der Hemmung der Metastasierung zugute. Denn **Metastasen sind von einem Protein Namens *Galectin-3* abhängig, welches vom modifiziertem Zitruspektin gehemmt wird.** Zusätzlich sorgt das modifizierte Zitruspektin dafür, dass die Metastasen sich nicht an die Blutgefäß-Wände anhaften können. Außerdem hemmt die Insider-Therapie aus Zitrusfrüchten auch die Bildung neuer Blutgefäße und stellt vermutlich von allen alternativen Krebsmitteln den besten Metastasierungs-Schutz dar. Die Effekte des Zitruspektin wurden nicht nur im Reagenzglas, sondern auch bei Mäusen erfolgreich getestet. Beim Menschen werden jedoch nur sehr selten Studien über alternative Krebstherapien durchgeführt. Die Begründung lautet, da dieses angeblich unethisch sei. Der wahre Grund dürfte jedoch eher darin liegen, dass die Schulmedizin mit jeglichen alternativen Heilmitteln zu wenig Geld verdienen kann. Ganz im Gegensatz zur Chemotherapie, die bis zu 100.000 € pro Patient kostet.

Auch Schwermetalle sind mit Krebs assoziiert. Das Zitruspektin ist einer der wenigen Mittel, das hier ganz hervorragende Dienste leistet. Es gibt eine Reihe von kleinen Studien bei Menschen, die die Wirkung von modifiziertem Zitruspektin zur Ausleitung von Schwermetallen **(Blei, Cadmium und Arsen)** belegt haben: Eine Studie von 2008 kam zu dem Schluss, dass modifiziertes Zitruspektin ein wirksamer Chelator von Blei bei Kindern ist, die mit toxischen

Blei-Niveaus ins Krankenhaus eingeliefert wurden. Kinder mit einem Blutserumspiegel von mehr als 20 mcg/dl, erhielten 15 g mod. Zitruspektin in 3 geteilten Dosen pro Tag. **Es kam es zu einer dramatischen Abnahme der Blutserumspiegel von Blei um 161%** und eine dramatische Zunahme in der 24-stündigen Urin-Ausscheidung *(Studie 701)*. Fünf Fallstudien aus dem Jahr 2007 zeigten eine signifikante Reduktion der toxischen Schwermetalle **(74% durchschnittliche Abnahme)**, ganz ohne Nebenwirkungen *(Studie 702)*.

Auch bei gesunden Menschen signifikante Schwermetall-Ausscheidungen:

Eine weitere Studie wurde durchgeführt, um die Wirkung von modifiziertem Zitruspektin auf die Harnausscheidung von toxischen Elementen bei gesunden Individuen zu bewerten. Den Studien-Probanden wurden täglich 15 Gramm mod. Zitruspektin für 5 Tage verabreicht. 24-Stunden-Urinproben wurden am Tag 1 und Tag 6 zum Vergleich mit dem Ausgangswert gesammelt. In den ersten 24 Std. der mod. Zitruspektin-Verabreichung erhöhte sich die Harnausscheidung **von Arsen signifikant um 130%**. Am Tag 6 kam es zu einer **150% erhöhten Cadmium-Ausscheidung**. Bei **Blei kam es sogar zu einer 560% erhöhten Ausscheidung** über den Urin. Das Bemerkenswerte an dieser Studie war, dass es sich nicht um kranke Menschen mit einer akuten Metall-Vergiftung handelte, sondern um ganz normale gesunde Probanden. Sie sehen also schon, dass sich auch bei vermeintlich gesunden Menschen Schwermetalle versteckt haben, die erst durch das modifizierte Zitruspektin aufgespürt und zur Ausscheidung gebracht wurden *(Studie 703)*.

Modifiziertes Zitruspektin: Was ist das eigentlich?

Pektine sind Gel-bildende Polysaccharide (Mehrfachzucker) aus Pflanzenzellwänden, insbesondere Apfel- und Zitrusfrüchten. Pektine sind eine Art Ballaststoffe und variieren in der Länge ihrer Polysaccharidketten, von 300-1000 Monosacchariden. Dadurch, dass Pektine nicht von Menschen verdaulich sind, wird das modifizierte Zitruspektin chemisch verändert (daher der Name „Modifiziert"), um die Absorptionsfähigkeit zu erhöhen. Das Pektin wird mittels erhöhtem PH-Wert und Erhöhung der Temperatur verändert. Das resultierende kleinere Molekül besteht überwiegend aus D-Polygalacturonaten und kann leichter vom menschlichen Verdauungssystem absorbiert werden. Die meisten Menschen verwenden Pektin als Geliermittel in Fruchtkonserven und Gelees. In der Tat sind viele der chemischen Eigenschaften, die Pektin in der Küche findet, ähnlich denen, die das modifizierte Zitruspektin hat. Es ist eine chemisch abgeänderte Form von Pektin, die besonders reich an Zuckermolekülen ist, die als Galaktoside bekannt sind. **Galectin-3**-Moleküle interagieren spezifisch mit denen im modifiziertem Zitruspektin gefundenen Galactosiden. Auf diese Weise wirkt Pektin als **Hemmer des Galectin-3** und verhindert somit die Aktionen, die Ihre Gesundheit schädigen können. Der Darm kann Pektin nicht in seiner natürlichen Form aufnehmen. Das macht es zu einer effektiven Faserquelle. Das Pektin aus Zitrusfrüchten **wird verarbeitet**, um die Moleküle kleiner zu machen, so dass es leichter in den Blutkreislauf aufgenommen werden kann.

Modifiziertes Zitruspektin	**Auf einen Blick**
Antioxidative Therapie	Achten Sie bei Kombinationen mit oxidativen Therapien auf einen zeitlichen Abstand von mindestens 12 Std.
Dosierungs-Richtwert:	Morgens (nüchtern) **10 g und abends 5 g.** Die Dosis kann jedoch auch erhöht werden.
€ Kosten:	900 g kosten aktuell bei Amazon (Stand 2018) knapp 100 €. Kapseln sind noch weitaus teurer. **Die monatlichen Kosten betragen daher ca. 50 €.**
Bezugsquellen:	Apotheken, diverse Internetshops
Studien:	*(701)* bis *(708)*

Wirkung positiv getestet bei:

In vitro (Reagenzglas)	In vivo (Tiere)	In vivo (Mensch)
		✔

Angaben ohne Gewähr. Anwendung auf eigene Gefahr!

(R+) Alpha-Liponsäure

Hierbei handelt es sich um eine schwefelhaltige Fettsäure, die sehr stark antioxidativ wirkt (sowohl fett- als auch wasserlöslich), welche vom Körper selbst produziert wird. Die vom Körper selbst produzierten Mengen sind jedoch unzureichend, so dass eine zusätzliche Einnahme wichtig ist. Die Hemmung des Gärungsstoffwechsels durch Aktivierung von Enzymen, die eine Verschiebung des Metabolismus hin zur vollständigen Oxidation von Glukose bewirkt (statt durch Gärung), ist ein Therapie-Ziel gegen Krebs. In dieser Hinsicht hat sich die (R+)- α-Liponsäure als vielversprechendes Mittel herausgestellt. **Studien zeigten, dass die (R+)-α-Liponsäure die Apoptose verschiedener Krebsarten induziert und auch die Blut-Hirn-Schranke durchdringt, weshalb sie für Patienten mit Hirntumoren besonders vorteilhaft ist.** Sie ist an zahlreichen Enzymen beteiligt, auch am Zucker- und Fettstoffwechsel und zählt zu den stärksten (körpereigenen) Antioxidantien. Die am besten dokumentierte Wirkung ist die **Ausleitung von überschüssigem Eisen** aus dem Körper (Krebszellen sind sehr eisenhaltig!). Zwar gibt es auch Menschen mit einem Eisen-*Mangel*, der z.B. zu Haarausfall und Blutarmut führen kann. Umgekehrt gibt es das jedoch auch, nämlich dass zu *viel* Eisen im Körper vorhanden ist. Gerade Krebspatienten sollten mit Eisen geizen. Je mehr Eisen im Körper vorhanden ist, desto höher ist der oxidative Stress durch freie Radikale. Frauen vor der Menopause (Wechseljahre) verlieren durch ihre Regelblutungen sehr viel Eisen, was ihnen gesundheitlich sehr zu Gute kommt, während Kinder, Männer und Frauen nach der Menopause diesen Schutz nicht haben und daher die Gefahr eines Eisen-Überschusses entstehen kann. In einer Studie *(804)* konnte nachgewiesen werden, dass Frauen nach der Menopause deutlich höhere Eisenwerte (Ferritin) in der Haut hatten als bei Frauen vor der Menopause und **die zu hohen Eisenwerte korrelierten mit oxidativem Stress**, der Zellen schädigen und auch zu

Faltenbildung in der Haut führen kann. Die Alpha-Liponsäure hat sich hier als wirksames Mittel *(Studie 805)* herausgestellt, da es mit Eisen eine chemische Reaktion eingeht und es aus dem Körper leitet. **Der Körper benötigt Eisen nur in sehr geringen Konzentrationen!** Nehmen Sie kein Nahrungsergänzungsmittel ein, in dem Eisen vorkommt! Es sei denn, bei Ihnen wurde tatsächlich ein Eisen-Mangel diagnostiziert und selbst dann wäre es im Krebsfall nur in geringsten Mengen zu empfehlen. Außer der Alpha-Liponsäure sind **Blutspenden** und **Artemisinin** (eine weitere Therapie gegen Krebs, welche hier im Buch näher beschrieben wird) weitere Maßnahmen, um Eisen aus dem Körper zu leiten. Sie finden die Alpha-Liponsäure in Nahrungsmitteln u.a. in: Spinat, Brokkoli, Reiskleie, Rosenkohl und Tomaten, Kartoffeln und Erbsen. Und natürlich in Form von Tabletten und Kapseln.

(R+) Alpha-Liponsäure **Auf einen Blick**

Antioxidative Therapie	Achten Sie bei Kombinationen mit oxidativen Therapien auf einen zeitlichen Abstand von mindestens 12 Std.
Dosierungs-Richtwert:	Täglich **600 mg**
€ Kosten:	**ca. 20 € / Monat**
Bezugs-quellen:	Internetshops, Apotheken (z.B. unter der PZN **15191448**)
Auf was zu achten ist:	Achten Sie unbedingt darauf, dass es sich um die **(R+)-Variante** handelt! Nur diese ist das Original. Andere Formen sind synthetisch hergestellt und haben eine deutlich schwächere Wirkung!
Studien:	*(383)* *Alpha-Liponsäure induziert Apoptose in menschlichen Darmkrebszellen durch Erhöhung der mitochondrialen Atmung* *(384)* *[Alpha-Liponsäure und ihr Antioxidans gegen Krebs und Erkrankungen der zentralen Sensibilisierung].* *(385)* *Liponsäure hemmt die Zellproliferation von Tumorzellen in vitro und in vivo*

Wirkung positiv getestet bei:

In vitro (Reagenzglas)	In vivo (Tiere)	In vivo (Mensch)
✔	✔	

Angaben ohne Gewähr. Anwendung auf eigene Gefahr!

Rizinusöl

In der *Gallenflüssigkeit* werden Giftstoffe deponiert. Daher ist es wichtig, die Galle möglichst oft auszuleiten, sodass neue Galle produziert werden kann. Dies passiert mit einer fettreichen Mahlzeit zu *maximal 10%*. Die restlichen 90% werden rückresorbiert, also quasi wiederverwertet. Das nennt man „enterohepatischer Kreislauf" *(Entero= Darm, Hepatisch =Leber), also zu Deutsch "Darm-Leber-Kreislauf".* Nur Rizinusöl bewirkt eine **100%** Ausscheidung der Galle und somit auch der Giftstoffe! **Mit jeder Galle-Produktion wandern Toxine (=Giftstoffe) aus den Körpergeweben in die Gallenflüssigkeit.** Die Galle dient dazu, Fett zu verdauen, aber auch Toxine zu speichern und so über den Darm auszuscheiden. Daher wird bei jeder fettreichen Mahlzeit die Gallenflüssigkeit in den Zwölffingerdarm ausgeschüttet. Rizinusöl entgiftet durch Ausschüttung und Entfernung der gesamten toxinreichen Gallenflüssigkcit, als auch durch Ausschüttung von *Prostaglandinen (=Gewebshormone mit verschiedenen Wirkungen wie beispielsweise Schutz des Magens oder Steigerung der Durchblutung).* Rizinusöl fördert auch die Bildung neuer Lymphgefäße. In meinem Buch ***„Heilen und Entgiften mit Rizinusöl"*** gehe ich detailliert auf die Wirkung von Rizinusöl ein. Zahlreiche Erfahrungsberichte zur Heilung verschiedenster Krankheiten wie schwere Allergien, Tinnitus, Haarausfall, Ekzeme u.v.m. werden in dem Buch vorgestellt. Natürlich kommen auch wissenschaftliche Studien nicht zu kurz. Rizinusöl ist eines der ältesten Heilmittel der menschlichen Geschichte. Seine entgiftenden Eigenschaften sind aufgrund der zahlreichen Erfahrungsberichte nicht mehr zu leugnen und es stellt aus meiner Sicht ein Heilmittel, insbesondere zur *Entgiftung* dar, was selbst in alternativmedizinischen Kreisen kaum bekannt ist und deren entgiftende Wirkung maßlos unterschätzt wird. Rizinusöl kann zu Recht als *echter Insider-Tipp* angesehen werden!

Und so entgiften Sie mit Rizinusöl: Sie brauchen pro Sitzung:

1. 50 ml Rizinusöl

2. 50 ml Sojamilch

3. Kakao-Pulver (kein reiner Kakao, sondern Pulver, das zur Herstellung eines Kakaogetränks verwendet wird)

4. eine 100 ml Medizinalflasche mit breitem Hals (bekommen Sie in jeder Apotheke). Diese ist wiederverwendbar und eine einmalige Anschaffung!

5. Optional: 10 g Medizinal-Kohle

Wer Kakao und/oder Sojamilch gar nicht mag, kann stattdessen auch Karottensaft verwenden (dann natürlich ohne Kakaopulver). Kuh- statt Sojamilch halte ich für gesundheitlich bedenklich, aber zur Ausleitung wäre es dennoch geeignet. Ich empfehle es jedoch nicht! Kakao eignet sich für diesen Zweck hervorragend, weil in dem Kakaopulver Emulgatoren enthalten sind, die sich mit dem festen Rizinusöl vermischen. Zusätzlich überspielt der Kakao den unangenehmen Geschmack des Rizinusöls. Bei Karottensaft hat man diese Emulgation nicht. Sie spüren also bereits beim herunterschlucken, dass es sich um ein fettes Öl handelt, was evtl. unangenehm werden kann!

Und so gehen Sie vor:

1. Nehmen Sie die 100 ml Medizinal-Flasche zur Hand
2. befüllen Sie diese zur Hälfte (also 50 ml) mit Sojamilch
3. geben Sie ca. 2 Teelöffel Kakaopulver hinzu
4. schließen Sie die Flasche und schütteln Sie kräftig
5. jetzt gießen Sie 50 ml Rizinusöl hinzu
6. noch einmal kräftig schütteln
7. dann zügig austrinken

Wann ist der beste Zeitpunkt der Einnahme?

Zwischen 23 Uhr und 2 Uhr nachts. Warum gerade diese Zeit so wichtig ist, hat etwas mit der „Organuhr" zu tun. Viele machen leider den Fehler und nehmen Rizinusöl morgens ein, gegen 6 oder gar 10 Uhr. Das ist ganz schlecht. Aus eigener Erfahrung kann ich sagen, dass sich solche Einnahmezeiten so ungünstig auswirken, dass der Durchfall sich sogar noch auf den **nachfolgenden Tag erstrecken kann!** Nehmen Sie das Rizinusöl daher lieber am Abend vor dem zu Bett gehen ein. Und Sie werden sehen, dass sie morgens zwischen 6 und 10 Uhr irgendwann aufwachen werden. Es wird 1-2 Stunden Durchfall geben, aber dann ist die Sache auch erledigt und Sie können den Tag ganz normal gestalten wie sonst auch und haben keinerlei Zeitverlust. Wenn Sie mögen, können Sie die Rizinusöl-Entgiftungen jede Woche oder öfter durchführen.

Tipp: In meinem Buch *„Heilen und Entgiften mit Rizinusöl"* erfahren Sie alles über das Entgiften mit Rizinusöl. Neben 40 Erfahrungsberichten zur Heilung verschiedenster Krankheiten von Allergien, über Haarausfall bis Tinnitus, finden Sie im Buch auch eine genaue Beschreibung über den Wirkmechanismus und die Prostaglandine.

Rizinusöl **Auf einen Blick**

Neutrale Therapie	Diese Therapie kann mit allen anderen auch ohne zeitlichen Abstand kombiniert werden.
Dosierungs-Richtwert:	50 ml, 1x wöchentlich
€ Kosten:	1 Liter gibt es bereits ab ca. **10 €**. Kleinere Mengen sind auf den ml gerechnet teurer.
Bezugs-quellen:	Am günstigsten in Internetshops
Auf was zu achten ist:	Erfahrungsberichte zeigen, dass Rizinusöl auch bei Menschen mit entfernter Gallenblase und Histamin-Intoleranz funktioniert. Diese konnte laut Erfahrungsberichten sogar geheilt werden.

Wirkung positiv getestet bei:

In vitro (Reagenzglas)	In vivo (Tiere)	In vivo (Mensch)
		✔

Angaben ohne Gewähr. Anwendung auf eigene Gefahr!

Knoblauch

Knoblauch *(Allium sativum)* gehört zu den ältesten Kulturpflanzen der Welt und wird seit Tausenden von Jahren als Arzneimittel eingesetzt. Wegen seines Geruchs wird er von vielen Menschen verschmäht. Doch seine Wirkungen auf die Gesundheit sind gigantisch: Er wirkt antimikrobiell, antithrombotisch, antiarthritisch, hypoglykämisch (blutzuckersenkend) und einiges mehr. Knoblauch stammt aus Zentralasien und dem nordöstlichen Iran. Mittlerweile wird Knoblauch jedoch sogar in Deutschland angebaut. Der größte Knoblauch-Produzent weltweit ist mit 79% China. Der Bestandteil für den typischen Knoblauch-Geruch ist das im Knoblauch enthaltende *Allicin*. **Dieser Geruch, den viele Menschen nicht mögen, kann mit Hilfe von frischer Petersilie, Salbei, Kardamom oder Minze verhindert oder zumindest abgeschwächt werden.** Knoblauch besteht nicht nur aus Schwefel, wie viele sicherlich annehmen. Es enthält ein ganzes Bündel an Nährstoffen. Besonders bemerkenswert ist das im Knoblauch vorkommende *Adenosin*. Es ist Bestandteil des ATP *(Adenosintriphosphat)* und als solches für die Energieproduktion der Zellen wichtig. Des Weiteren öffnet Adenosin Kaliumkanäle, die die Blutgefäße entspannen, den Muskeltonus reduzieren und damit den Blutdruck senken. Knoblauch stimuliert auch die T-Zellen und die natürlichen Killerzellen des Immunsystems und stärkt damit die körpereigene Abwehr, **insbesondere gegen Krebs**- und virusinfizierte Zellen. In einer Studie *(808)* in Bezug auf Knoblauchextrakt auf Ethanolbasis (Alkohol) konnte gezeigt werden, dass Knoblauch das Wachstum mehrerer verschiedener Krebszellen in vitro sowie das Krebswachstum in vivo in einem Brustkrebsmodell hemmt. **Multiple Myelomzellen erwiesen sich als besonders empfindlich**. Knoblauch wirkte sich auf Hunderte von Proteinen aus, die an der zellulären Signalübertragung beteiligt sind, einschließlich Änderungen der Signalisierungskaskaden lebenswichtiger Zellen, die die Apoptose, Proliferation und das zelluläre Redoxgleichgewicht regulieren. Die wenigsten Menschen wissen, dass Knoblauch auch ein gutes Mittel gegen Schwermetalle ist (insbesondere Blei und Cadmium). Die Behandlung von mit Blei und Cadmium belasteten Mäusen mit Knoblauch (12,5-100 mg / l) verringerte deutlich Blei- und Cadmium-Konzentrationen der Tiere in den Organen der Leber, Niere, Herz, Milz und im Blut (*Studie 806*). Des Weiteren aktiviert Knoblauch auch Entgiftungs-Enzyme (*Studie 807*).

Knoblauch Auf einen Blick

Antioxidative Therapie	Achten Sie bei Kombinationen mit oxidativen Therapien auf einen zeitlichen Abstand von mindestens 12 Std.
Dosierungs-Richtwert:	Jeden Tag mindestens eine Knolle. Ein Netz im Supermarkt enthält meistens vier Knollen.
€ Kosten:	Wenn jeden Tag eine Knolle verzehrt wird, rechnen Sie mit ca. **8 € pro Monat**.
Bezugs-quellen:	In jedem Supermarkt
Auf was zu achten ist:	Zermahlen Sie den Knoblauch unbedingt oder zerkauen Sie ihn gut, da die Wirkstoffe erst durch die Zermahlung wirksam werden!
Studien:	*(806)* bis *(808)*

Wirkung positiv getestet bei:

In vitro (Reagenzglas)	In vivo (Tiere)	In vivo (Mensch)
✔	✔	

Angaben ohne Gewähr. Anwendung auf eigene Gefahr!

Selen

Tierstudien zeigen, dass eine Selen-Ergänzung zu einer **verringerten Mikrogefäßdichte und Metastasierung führte.** Das *Selenit* schnitt allerdings nicht bei allen Krebsarten gut ab! Das *Selenmethionin* hat in Studien *(373)* die beste Wirkung gegen Krebszellen und Metastasierung gezeigt. Bei Selen handelt es sich um ein lebenswichtiges Spurenelement, welches wir zwingend mit der Nahrung aufnehmen müssen, da der Körper es nicht selbst herstellen kann. Viele Regionen der Welt, so auch Europa, gelten als Selen-Mangelgebiete. **Große Teile der Bevölkerung sind mit Selen unterversorgt.** Doch auch eine Überdosierung birgt große Gesundheitsgefahren. Sowohl ein zu viel, als auch ein zu wenig an Selen schadet massiv die Gesundheit, weshalb auf eine exakte Dosierung geachtet werden sollte. Selen ist eines der stärksten körpereigenen Antioxidantien, schützt Zellen also vor oxidativem Stress und ist auch an zahlreichen Enzymen beteiligt. Vor allem an der Glutathionperoxidase, welche freie Sauerstoff-Radikale unschädlich macht. Das Spurenelement eignet sich sowohl zum Schutz der Zellen vor Schwermetallen, als auch zu dessen Ausleitung, wie in einer Studie *(810)* gezeigt werden konnte: Die Anwohner in Wanshan, China, leiden unter einer erhöhten Quecksilberbelastung. Das Ziel einer Studie war es, die Auswirkungen einer oralen Supplementation mit Selen angereicherter Hefe in dieser langfristig quecksilberbelasteten Bevölkerung zu untersuchen. 103 Freiwillige aus der Region wurden rekrutiert und 53 von ihnen wurden täglich mit 100 Mikrogramm organischem Selen (als Selenhefe) für 3 Monate behandelt, während 50 von ihnen mit Hefe ohne Selen behandelt wurden. **Es kam zu einer signifikanten Erhöhung der Quecksilber-Konzentrationen im Urin bei den mit Selen behandelten Probanden ab dem 30. Behandlungstag**, welche sich bis zum

90. Behandlungstag deutlich weiter verstärkten. In den mit Placebo behandelten Gruppen kam es zu keiner erhöhten Quecksilber-Ausscheidung. Und: je stärker die Belastung mit Schwermetallen im Körper ist, desto stärker sinkt der Selen-Spiegel in den Keller *(Studie 809)*. **Besonders reich an Selen sind Paranüsse** mit ca. 1.900 Mikrogramm pro 100 g.

Normwert für Selen im Vollblut: 100-140 Mikrogramm/Liter.
Weniger als 100 Mikrogramm/Liter: Selen-Mangel

Selen	Auf einen Blick
Antioxidative Therapie	Achten Sie bei Kombinationen mit oxidativen Therapien auf einen zeitlichen Abstand von mindestens 12 Std.
Dosierungs-Richtwert:	**200 mcg** (Mikrogramm) / Tag. Die Dosis sollte nicht überschritten werden, da Selen in zu hohen Dosen toxisch wirkt!
€ Kosten:	**Ca. 2 € / Monat** (bei Erwerb einer Jahrespackung)
Bezugs-quellen:	Diverse Internetshops, Apotheken (PZN **12421132**), Drogerien, Reformhäuser. Teilweise auch in Supermärkten.
Auf was zu achten ist:	Verwenden Sie nur **Selenmethionin**, da andere Selen-Formen wie Selenit in Studien schlechter gegen Krebs abgeschnitten haben! Die Dosis von 200 mcg/Tag sollte nicht überschritten werden, da Selen in zu hohen Dosen toxisch wirkt!
Studien:	*(373)* bis *(378)* und *(809)* + *(810)*

Wirkung positiv getestet bei:

In vitro (Reagenzglas)	In vivo (Tiere)	In vivo (Mensch)
✔	✔	✔

Angaben ohne Gewähr. Anwendung auf eigene Gefahr!

Maßnahmen zur Entfettung und Entkalkung

Im Laufe unseres Lebens verfettet und verkalkt unser ganzer Körper, einschließlich der Organe, der Haut, der Weichteilgewebe u.s.w. Beim einen mehr, beim anderen weniger. Wenn diese Verkalkung und Verfettung z.B. die Prostata betrifft, entstehen dort chronische Entzündungsprozesse. Zuerst kommt es zur so genannten „gutartigen Prostatavergrößerung". Später entwickelt sich daraus oft Prostatakrebs. Daher ist es wichtig, nicht nur die Krebszellen zu vernichten, sondern auch dafür zu sorgen, dass die Organe wieder gut funktionieren und das Milieu für Krebs entzogen wird. Und dazu ist eine Befreiung von Kalk- und Fettablagerungen wichtig.

Verfettung:

Lecithin ist ein Gemisch aus Cholin (Vitamin B4), Inositol (Vitamin B8) und Phospholipiden. Obwohl dieses Mittel bereits selbst aus Fett besteht, ist es ein idealer Emulgator. Es macht Fettablagerungen im Körper wasserlöslich und bringt es über den Urin zur Ausscheidung! Und das nicht nur gegen Organ-Fett. Auch die üblichen Speckpolster schmelzen dahin. Mir haben bereits viele Leute berichtet, dass sie durch Lecithin mehrere Loch-Gürtel abgenommen haben. Lecithin wirkt weiteres auch gegen Leberverfettung und senkt erheblich die Cholesterin- und Triglycerid-Werte. Es ist auch ein sehr potenzsteigerndes Mittel.

Tipp: Wenn Sie Lecithin-Granulat verwenden (gibt es günstig in Drogerien), haben Sie das wichtige Inositol bereits enthalten. Sie brauchen dieses dann nicht mehr zusätzlich!

Verkalkung:

Der kindliche Organismus braucht noch viel Calcium zum Aufbau der Knochen. Doch im Erwachsenenalter ist überschüssiges Calcium pures Gift. Es verschließt nicht nur unsere Gefäße und führt zu Arteriosklerose, welche zu Herzinfarkt und Schlaganfall führen können. Eine Verkalkung kann in so ziemlich jedem Organ und Gewebe auftreten. Folgende Kombination begünstigt die Entstehung von Kalkablagerungen ganz besonders:

Aber damit es dazu kommt, braucht es auch zusätzlich ein Ungleichgewicht zwischen Calcium und den Vitalstoffen die dafür sorgen, dass das Calcium entweder in die Knochen gelangt oder aber über den Urin ausgeschieden werden kann und sich nicht dort anlagert, wo es nicht hingehört. Dazu braucht der Körper:

1. Magnesium (ein Mineralstoff)
2. Inositol (Vitamin B8)
3. Vitamin D (ein Hormon)
4. Lysin (eine Aminosäure)
5. Vitamin K2
6. Essentielle Fettsäuren

Inositol, Vitamin D und Vitamin K2 werden hier im Buch auch als Heilverfahren gegen Krebs genau beschrieben!

Kalk-Entferner Magnesium:

Dieser Mineralstoff ist hauptsächlich bekannt gegen Muskelkrämpfe. Er ist der Gegenspieler des Calciums. Man schätzt, dass ein Großteil der Bevölkerung einen Mangel an Magnesium hat und dieser führt dazu, dass das Calcium aus der Nahrung oder Nahrungsergänzungsmitteln nicht mehr dort hin gelangt wo es hin soll (nämlich in die Knochen und Zähne), sondern sich in Blutgefäßen, Sehnen und Geweben anreichert, wo es natürlich nichts zu suchen hat. Diese Kalkablagerungen führen dann mit den Jahren zur so genannten „Steifheit". Man kann sich Magnesium auch als einen „Weichmacher" vorstellen. **Calcium macht hart, Magnesium weich.** Und es muss von beiden immer ein ausgewogenes Verhältnis vorhanden sein. Wir wollen harte Zähne und Knochen, aber auch weiche und elastische Blutgefäße und Organe. Laut der deutschen Gesellschaft für Ernährung liegt der **Tagesbedarf an Magnesium bei 300-400 mg/Tag.** Frauen brauchen etwas weniger, Männer etwas mehr. In wissenschaftlichen

Untersuchungen hat man herausgefunden, dass **Magnesium oral eingenommen zu einer Rückbildung von Kalkablagerungen im ganzen Körper führt** *(Studien V46, V47)*. Achtzig Patienten mit Weichteilverkalkung nahmen an einer Studie teil. Man verabreichte ihnen Magnesium sowohl oral, als auch lokal. Nach 20 Wochen wurden 75% aller Patienten von Kalkablagerungen geheilt. Magnesium kann jedoch auch gespritzt werden oder in Form von Pflastern verwendet werden.

Aus meiner Sicht sind die Empfehlungen der deutschen Gesellschaft für Ernährung jedoch viel zu niedrig. Gerade wenn schon Kalkablagerungen vorhanden sind, sollten es schon **1.000 mg/Tag** sein. Viele fragen sich, welche Art von Magnesium wohl am besten geeignet wäre: Magnesiumcitrat, Magnesiumcarbonat, Magnesiumchlorid oder oder oder... Laut wissenschaftlichen Untersuchungen sind die besten Magnesium-Formen **Magnesiumcitrat und Magnesiumgluconat**. Ganz schlecht abgeschnitten hat das Magnesiumoxid. Dieses sei so gut wie gar nicht bioverfügbar. Alle anderen Magnesium-Formen sind irgendwo in der Mitte. Sind also relativ gut bioverfügbar. In den Untersuchungen fand man auch heraus, dass die organischen Magnesiumverbindungen etwas besser bioverfügbar seien als die anorganischen. Der Unterschied sei jedoch nur minimal *(Studien V48, V49, V51, V52)*. Auch das Magnesium aus dem Mineralwasser sei gut bioverfügbar *(Studie 50)*.

Kalk-Entferner Inositol (Vitamin B8):

Inositol ist ein sechswertiger Alkohol, der sowohl in Pflanzen als auch in Tieren vorkommt. Dieser ist im menschlichen Körper praktisch in allen Geweben vorhanden. Hohe Konzentrationen finden sich im **Gehirn, Augenlinsen, Herzmuskeln, in den Nieren, Leber und Milz sowie in den Hoden**. Inositol kann vom Körper selbst aus Glukose hergestellt werden und gilt daher als nicht essenziell.

Möglicherweise wird es auch aus gesunden Bakterienkulturen im Verdauungstrakt gebildet. Inositol ist in der Nahrung vor allem in **Orangen, Nüssen, Bohnen, Weizen und Weizenkeimen** enthalten. Dort kommt es in Form von **Phytinsäure** vor. Wird diese in großen Mengen aus der Nahrung aufgenommen, können sie die Aufnahme von Calcium, Eisen und Zink vermindern. Inositol aus Nahrungsergänzungsmitteln hat diesen Effekt nicht und ist daher für therapeutische Zwecke das geeignete Mittel.

Obwohl Inositol den Trivialnamen „Muskelzucker" trägt, handelt es sich dabei nicht um ein Kohlenhydrat, da es keine Carbonylgruppe besitzt. Er erfüllt lediglich das ursprüngliche Kriterium eines Kohlenhydrats (hydratisierter Kohlenstoff). Dieser nahe Verwandte von Cholin (Vitamin B4) und Biotin (Vitamin B7) arbeitet eng zusammen mit Vitamin B6, Folsäure (Vitamin B9) und Pantothensäure (Vitamin B5) und ist Bestandteil des Lecithins. Er schützt Leber, Nieren, Herz und Adern. **Sehr hoher Kaffeekonsum kann die Inositol-Speicher im Körper leeren.** Inositol ist eine ausgesprochene Gehirnnahrung. Es spielt im menschlichen Stoffwechsel als Myo-Inosit eine Rolle, in den Organen ist sein Gehalt recht hoch. Im Tierversuch repariert Inositol Neuralrohr-Defekte und hohe Dosierungen zeigten ausgeprägte antidepressive Wirkungen, während ein **Inositol-Mangel zu Leberverfettung** führte. Um diese Substanz selbst herzustellen, benötigt der Körper reichlich **Niacin (Vitamin B3) und Magnesium**. Vor allem letzteres ist Mangelware.

Selbst in alternativmedizinischen Kreisen kaum bekannt ist die Tatsache, dass Inositol auch in der Lage ist, Kalk (Calcium) dort hin zu bringen wo es hin gehört: In die Knochen und Zähne und somit aus den Blutgefäßen entfernt. In mehreren Studien (*V58, V59, V60, V61*) konnte nachgewiesen werden, dass **Inositol die Verkalkung hemmt**. In einer Studie wurde z.B. Ratten Calcium verabreicht mit einer gleichzeitigen Ernährung, die arm an Inositol war. Es zeigte sich, dass diese Ratten eine Verkalkung der Herzkranzgefäße bekamen, während bei Ratten, dessen **Ernährung reich an Inositol war, eine Verkalkung ausblieb** *(Studie V58)*.

Eine weitere Studie *(V58)* konnte ebenso zeigen, dass auch eine Inositol-<u>Creme</u> in der Lage ist, äußerlich angewandt, lokale Calcium-Ablagerungen in der Haut aufzulösen. Ebenso hat man bei diesen Ratten festgestellt, dass sich das Inositol im Urin nachwiesen ließ. Das deutet darauf hin, dass die äußerliche Inositol-Anwendung gut bioverfügbar ist und in den Blutkreislauf gelangt.

<u>**Wichtig:**</u> **Inositol sollte immer zusammen mit Vitamin B5 (Pantothensäure) eingenommen werden**, da es ansonsten vom Körper nicht oder unzureichend aufgenommen werden kann *(Studie V57)*.

Buch-Tipp:
„HORMON-BALANCE mit dem Insider-Vitamin B8 Inositol"

Kalk-Entferner Lysin:

Ebenso kaum bekannt als Kalk-Hemmer ist die Aminosäure Lysin *(Studie V62)*. Lysin ist eine der 8 essentiellen (lebensnotwendigen) Aminosäuren, die der Körper nicht selbst herstellen kann und somit mit der Nahrung zugeführt werden muss. Lysin sorgt dafür, dass das Calcium aus den Geweben entfernt wird und in die Zähne und Knochen gelangt. Lysinreiche Lebensmittel sind Parmesankäse, Sojabohnen, Weizenkeime, Linsen, Erdnüsse (u.a.). Natürlich gibt es Lysin auch als Nahrungsergänzungsmittel kiloweise als Pulver zu kaufen. Der tägliche Bedarf liegt bei ca. 15 mg/kg (Milligramm pro Kilogramm Körpergewicht). Das heißt, ein 70 kg schwerer Mensch beispielsweise braucht 1050 mg am Tag.

Kalk-Entferner Vitamin D:

Hierzu muss man vorweg sagen: NUR in der richtigen Dosis! Denn sowohl ein zu wenig, als auch ein zu viel an Vitamin D führt zur Verkalkung. **Nur die richtige Menge wirkt *gegen* Verkalkung!** Vitamin D ist hauptsächlich bekannt als so genanntes „Sonnen-Vitamin", da es durch Sonneneinstrahlung im Organismus gebildet wird. Der Begriff „Vitamin" hat sich so eingebürgert, doch eigentlich ist Vitamin D gar kein Vitamin, sondern ein *Hormon*. Der Begriff "Vitamin D" bezieht sich auf eine Gruppe von fettlöslichen Verbindungen, die als Vor-Hormone oder Hormon-Vorläufer dienen. Die aktive Form von Vitamin D nennt sich *Calcitriol*. Unter den wohlbekannten Formen von Vitamin D ist Vitamin D3 (Cholecalciferol), das aus der Sonne in der Haut synthetisiert wird. Die anfängliche Form von Vitamin D (7-Dehydrocholesterol) , reist zur Leber, wo es in eine weitere aktivere Form von Vitamin D umgewandelt wird, dem *25-Hydroxyvitamin D (Calcifediol)*. Dies ist die Vitamin D-Form, die auch Labore auf Mängel im Blut untersuchen. Wenn Vitamin D die Leber verlässt, reist es zu den Nieren, wo es noch einmal in die hoch metabolisch aktive Form von Vitamin D namens Calcitriol oder 1,25 Dihydroxyvitamin D umgewandelt wird. Das gilt nicht mehr als Vitamin, sondern als Steroidhormon. Calcitriol erhöht die Calciumabsorption aus der Nahrung in unserem Verdauungstrakt. Hier noch einmal Schritt für Schritt von der Sonnenaufnahme in der Haut bis zum aktiven Vitamin D:

1. **7-Dehydrocholesterol**

   (Aufnahme durch die Haut in der Sonne)

2. **Cholecalciferol**

3. Umwandlung in der Leber zu:

4. **25-Hydroxyvitamin D3**

5. Umwandlung in den Nieren zu:

6. **1,25 Dihydroxyvitamin D3**

Der tägliche Bedarf an Vitamin D beträgt etwa 200-600 internationale Einheiten (IE). **Die Haut produziert ca. 10.000 IE Vitamin D nach totaler Bestrahlung mit UV-Licht** *(Studie V63)*. Die derzeit tolerierbare Einnahme in Europa und Nordamerika beträgt 50 Mikrogramm/ Tag (2000 IE / Tag). Klinische Studien zeigen, dass eine längere Aufnahme von 10.000 IE wahrscheinlich kein Risiko darstellt *(Studie V63)*. Dosen von mehr als 50.000 IE / Tag erhöhen die Werte von 25 (OH) Vitamin D auf mehr als 150 ng / ml und sind mit Hyperkalzämie und Hyperphosphatämie assoziiert (**Arteriosklerose-Gefahr!** *Studie V63)*. Ab welcher täglichen Dosis Vitamin D eine Überdosierung auftritt, ist wissenschaftlich noch nicht ganz geklärt. **Die derzeitigen Empfehlungen liegen bei 2.000 IE pro Tag.**

Optimale Blutwerte für 25-Hydroxyvitamin D3 (dem Vitamin D-Speicher):

Nanomoll pro Liter (nmol / l)	Nanogramm pro Milliliter (ng/ml)
90 - 100	36 - 40

Optimale Blutwerte für 1,25-OH (das aktive Vitamin D):

	Pikogramm pro Milliliter (pg/ml)
	25 - 45

Kalk-Entferner Vitamin K2:

Von Vitamin K gibt es 3 Arten:

K1 (Phyllochinon)= kommt hauptsächlich in grünem Blattgemüse vor und ist hauptsächlich wegen seiner blutgerinnungsfördernden Eigenschaften bekannt. Im Organismus wird es gespeichert in Leber, Niere, Knochenmark und Milz.

K2 (Menachinon)= hat "entkalkende" Eigenschaften auf die Blutgefäße. Diese Form ist für uns interessant!

K3= ist ein <u>nicht</u> zu empfehlendes synthetisches K-Vitamin.

Das Vitamin K-abhängige Protein, Matrix-GLA-Protein (MGP), ist ein zentraler Verkalkungshemmer, der von den Zellen der vaskulären glatten Muskulatur produziert wird und reguliert die potentiell tödliche Ansammlung von Calcium in den Blutgefäßen. Im Gegensatz zu Vitamin K1 (das in Grünpflanzen vorkommt), wird Vitamin K2 durch Bakterien der Darmflora produziert, wenn Vitamin K1 ausreichend vorhanden ist. Die Vitamin K1-Aufnahme bei Kindern ist seit 1950 signifikant zurückgegangen *(Studie V64)*. Vitamin K2 hat tiefgreifende Effekte auf die Verringerung der Verkalkung gezeigt. Es wurde festgestellt, dass die arterielle Verkalkung an kultivierten Rinder-Aortenglatten Muskelzellen, die mit anorganischem Phosphat behandelt wurden, verringert wurde. In einer anderen Studie reduzierte Vitamin K2 den Fortschritt der Arteriosklerose bei hypercholesterinischen Kaninchen. Außerdem kann Vitamin K2 das Lipidprofil verbessern, indem es die HDL-Werte erhöht und den Gesamtcholesterinspiegel senkt. In Anerkennung der Wirkung von Vitamin K2 auf die Verringerung des Risikos koronarer Herzerkrankungen empfiehlt das International Life Sciences Institute (ILSI Europe) die Einnahme von Vitamin K2 zusätzlich zu K1. Während Vitamin K2 für seine Rolle bei der Modulation der Verkalkung untersucht wird, scheint K1 keinen signifikanten Effekt auf die vaskuläre Verkalkung zu haben, wie in mehreren Studien gezeigt wurde. Vitamin K-Antagonisten wie Warfarin und ihre Derivate, werden als Antikoagulantien an viele Patienten verabreicht. Es wurde festgestellt, dass sie eine Verkalkung in menschlichen Oberschenkelarterien, Mitralklappen, Aortenklappen, Karotis-Arterie und Aorta verursachen. Laut einer Meta-Analyse steigt das Risiko an Herzinfarkt oder Schlaganfall zu erkranken signifikant, wenn Calciumpräparate eingenommen werden. Bei calciumreicher Ernährung fand man hingegen kein erhöhtes Risiko *(Studie 65)*. Wesentliche epidemiologische Beweise haben gezeigt, dass das Serum-Calcium im oberen Teil des normalen Bereichs ein Risikofaktor für Gefäßerkrankungen ist und dass Calciumpräparate das Serum-Calcium akut erhöhen.

In einer Studie an Ratten konnte gezeigt werden, dass Vitamin K2 in der Lage war, die Calciumablagerungen in den Blutgefäßen um 50% zu verringern *(Studie V66)*.

Reich an K2 ist die japanische Spezialität "Natto", aus dem das K2 in Kapselform i.d.R. auch gewonnen wird. Zur Herstellung werden Sojabohnen gekocht und anschließend durch Einwirkung des

Bakteriums Bacillus subtilis natto fermentiert. Eine erhöhte Aufnahme von Menachinon (Vitamin K2) wurde des Weiteren mit einer **35% Reduktion des Krebsrisikos verbunden.**

Kalk-Entferner essentielle Fettsäuren

Selbst in alternativmedizinischen Kreisen kaum bekannt ist die Tatsache, dass mehrfach ungesättigte Fettsäuren (Omega 3 und Omega 6) einen signifikanten Effekt haben, das Calcium aus der Nahrung besser aufnehmen zu können, es aus Blutgefäßen und Geweben zu entfernen und in Knochen und Zähne einzulagern. In einer Studie *(202)* aus dem Jahr 1997 fand man heraus, dass Tiere, die einer Diät, *arm an essentiellen Fettsäuren* (Omega 3 und 6) ausgesetzt waren, **eine schwere Osteoporose in Verbindung mit einer erhöhten Verkalkung von Nieren und Blutgefäßen entwickelten** *(Studie 202).* Es wurde gezeigt, dass essentielle Fettsäuren die Calciumaufnahme aus dem Darm erhöhen, die Ausscheidung von Calcium im Urin verringern, die Calciumablagerung im Knochen erhöhen und die Knochenfestigkeit und die Synthese von Knochenkollagen deutlich verbessern. In einer weiten Studie *(203)* untersuchten Wissenschaftler die Wirkung von Nachtkerzenöl* + Fischöl auf die Entwicklung einer Verkalkung der Nieren. Tiere, denen Calciumgluconat injiziert wurde, entwickelten eine starke Nierenverkalkung. Bei den Tieren, die zusätzlich Nachtkerzenöl + Fischöl verabreicht bekamen, **fiel die Nierenverkalkung um ca. 75% geringer aus!** Ferner haben Wissenschaftler das Verhältnis von Omega 3 zu Omega 6 hinsichtlich der Knochendichte überprüft und kamen zu dem Ergebnis, dass ein Verhältnis von **3:1 (Omega 6 / Omega 3)** das Beste für die Knochendichte ist. Je höher sich das Verhältnis zu Gunsten von Omega 6 verschiebt, desto niedriger wird die Knochendichte *(Studie 204).* Ein Verhältnis von 1:1 schnitt jedoch schlechter ab als 3:1!

* Borretschöl enthält doppelt so viel Gamma-Linolensäure als Nachtkerzenöl und ist daher noch besser! Mehr Informationen über Borretschöl + Fischöl finden Sie ab **Seite 76.**

Entfettung und Entkalkung Auf einen Blick

Neutrale Therapie	Diese Therapie kann auch ohne zeitlichen Abstand mit allen anderen kombiniert werden.
Dosierungs-Richtwert:	**Lechtin**: 50 g / Tag (als Granulat) **Lysin**: 1 g (1.000 mg) /Tag **Vitamin K2**: 200 mcg/Tag **Magnesium**: 1.000 mg / Tag (2x500 mg) **Inositol**: 1.000 mg / Tag (entfällt bei gleichzeitiger Einnahme von Lecithin) **Vitamin D**: 10.000 IE / Tag **Borretschöl + Fischöl**: je 5 ml / Tag
€ Kosten:	**Lecithin**: ca. **20 €** / Monat **Lysin**: ca. **0,60 €** / Monat **Vitamin K2**: ca. **2 €** / Monat **Magnesium**: ca. **2 €** / Monat **Inocitol**: ca. **1 €** / Monat **Vitamin D**: ca. **2 €** / Monat **Borretschöl + Fischöl**: ca. **12 €** / Monat (alles zusammen ca. **40 €** / Monat)
Bezugs-quellen:	Diverse Internetshops, Apotheken Drogerien, Reformhäuser.
Studien:	*(V46) bis (V52), (V57) bis (V66)*

Wirkung positiv getestet bei:

In vitro (Reagenzglas)	In vivo (Tiere)	In vivo (Mensch)
✔	✔	✔

Angaben ohne Gewähr. Anwendung auf eigene Gefahr!

Übersicht über die gesicherten wissenschaftlichen Erkenntnisse der einzelnen Mittel gegen Schwermetalle:

	Blei	Cadmium	Eisen	Arsen	Quecksilber
Selen					✔
Alpha-Liponsäure			✔		
Mod. Zitruspektin	✔	✔		✔	
Knoblauch	✔	✔			
Mod. Zitruspektin + Selen + Alpha-Liponsäure	✔	✔	✔	✔	✔

Welche Therapien gegen welche Krebsart?

Wichtige Info: Beachten Sie, dass, wenn eine Therapie hier nicht aufgeführt ist, diese gegen Ihre Krebsart trotzdem wirksam sein kann! Bevorzugen Sie die Therapien mit positiven Erfahrungen an Menschen und <u>danach erst</u> die Therapien gegen Ihre jeweilige Krebsart!

Langsam wachsende Tumore	Natriumdichloracetat + Vitamin B1
Schnell wachsende Tumore	Artemisinin
Metastasen	Mebendazol, Modifiziertes Zitruspektin, kolloidales Silber, Weihrauch, Selen, Heilpilze, Ukrain, Triptolid, Mariendistel, Vitamin C intravenös, Karottensaft, Lysin + Prolin + Silizium + Vitamin C oral, OPC, grüner Tee, Inositol, Bromelain, Koreanischer roter Ginseng
Brustkrebs	Jod, Tocotrienol (Vitamin E), Coprinus comatus-Heilpilz, Bittermelone, Artemisinin, MSM, Weihrauch, Bromelain, Granatapfel, Salvestrol, Vitamin D, Stachelannone, Sulforaphan, Triptolid, kolloidales Silber, Inositol, Ukrain, Blaubeer-Extrakt, Lapacho, Calcium D-Glucarat + Vitamin C, Rotwurzel-Salbei (Danshen), Wogonin / Baikal-Helmkraut, Neem

Prostatakrebs	Weihrauch, Coriolus versicolor-Heilpilz, Coprinus comatus-Heilpilz, GcMAF, Melatonin, Bittermelone, Artemisinin, Granatapfel, Karottensaft, OPC, Triptolid, Ingwer, Ukrain, Calcium D-Glucarat + Vitamin C, Rotwurzel-Salbei (Danshen)
Hautkrebs	Löwenzahn, Heilpilze, Neem-Creme, Rotwurzel-Salbei (Danshen), Calcium-D-Glucarat
Lymphdrüsen-krebs	Natriumdichloracetat + Vitamin B1, Bromelain, Koreanischer roter Ginseng, Knoblauch
Lungenkrebs	Vitamin K2, Bromelain, Chlordioxid, Savestrol, OPC, Propolis, Fomes-Fomentarius-Heilpilz, Rotwurzel-Salbei (Danshen)
Blasenkrebs	Ukrain, Weihrauch, Senfsamen
Glioblastome / Gehirntumore	Vitamin B3 (Niacin), D,L-Methadon, Weihrauch, Bromelain, Propolis, (R+)-Alpha-Liponsäure, ätherisches Basilikumöl, Artemisinin, Ukrain Homöopathie: Ruta graveolens C6 + Calcium phosphoricum D3 sowie „Thuja occidentalis" (Details siehe unter „Homöopathie"). Siehe auch den Erfahrungsbericht "Heilung durchs Unterbewusstsein"!

Darmkrebs	Weihrauch, GcMAF, Melatonin, Ukrain, Bromelain, Karottensaft, Weizengrassaft, OPC, Kurkuma, Inositol, Mariendistel, Löwenzahn, Hericium erinaceus-Heilpilz, Koreanischer roter Ginseng, Mebendazol, Rotwurzel-Salbei (Danshen), Wogonin / Baikal-Helmkraut
Nierenkrebs	Melatonin, Ukrain
Leukämie	Löwenzahn, D,L-Methadon, Artemisinin, Ukrain, Bromelain, Vitamin K2, Mutterkraut, Weihrauch, Rotwurzel-Salbei (Danshen), Wogonin / Baikal-Helmkraut
Bauchspeichel-drüsenkrebs	Weihrauch, Tocotrienol (Vitamin E), Ukrain, Bittermelone, Stachelannone, Trypsin + Chymotrypsin, Safran, Quercetin
Magenkrebs	Bromelain, Fomes-Fomentarius-Heilpilz, Hericium erinaceus-Heilpilz, Rotwurzel-Salbei (Danshen)
Gebärmutterhalskrebs	Coriolus versicolor-Heilpilz, Rotwurzel-Salbei (Danshen), Wogonin / Baikal-Helmkraut
Leberkrebs	Weihrauch, Hericium erinaceus-Heilpilz, Rotwurzel-Salbei (Danshen)
Speiseröhren-krebs	Hericium erinaceus-Heilpilz
Mundkrebs	Rotwurzel-Salbei (Danshen)
Eierstockkrebs	Wogonin / Baikal-Helmkraut

Auf was Sie unbedingt verzichten sollten

⊘ Opiat-Schmerzmittel (außer DL-Methadon)

Eine Studie *(430)* kam zu dem Schluss, dass der Opiat-Konsum (das sind schmerzlindernde Arzneimittel) das Krebs-Risiko signifikant erhöht. Die Wirkung basiert auf der Bindung an die Opioid-Rezeptoren. Aspirin z.B. gehört demnach nicht dazu. Eine Ausnahme stellt hier das DL-Methadon dar. Obwohl es auch zu den Opioiden gehört, wirkt es gegen Krebs *(siehe Therapie DL-Methadon)*.

⊘ Rauchen

Dass Rauchen nicht gerade gesund ist, ist wohl jedem bekannt. Nicht so bekannt ist evtl. die Tatsache, dass Zigaretten auch Schwermetalle enthalten. Tun Sie sich selbst einen Gefallen und verbannen Sie dieses Gift.

⊘ Übermäßiger Alkoholgenuss

Ein Glas Wein am Tag ist gesund, aber die Menge macht das Gift. Lassen Sie es nicht zu einer Leberzirrhose oder gar Leberkrebs kommen!

⊘ Essen und Trinken aus der Mikrowelle

Es gibt diverse Versuche die festgestellt haben, dass Mikrowellen Eiweißmoleküle zerstören, aber auch die gesamten Atome krankhaft verändern. Bei Versuchen mit Pflanzen hat man festgestellt, dass, wenn diese mit Mikrowellenwasser begossen wurden, sie innerhalb einer Woche starben. Bei Versuchen mit Menschen stellte sich heraus, dass das Blutbild sich pathologisch veränderte. Abgesehen davon, dass es in der Natur kein Tier gibt was sein Essen erhitzt und alleine das Erhitzen selbst schon ungesund ist, so stellt die Mikrowelle den absoluten Overkill dar, den man seiner Gesundheit überhaupt nur antun kann.

🚫 Erhitzen von Fetten und Ölen

Kein Tier kam bislang auf die Idee und erhitzte sein Essen! Nur der Mensch tut es. Was bei Kartoffeln noch ok ist, wird beim Erhitzen von Fett äußerst problematisch. Denn Fett ist immer hitzeempfindlich. Wenn Fett erhitzt wird, oxidiert es und wird ranzig. Im Körper entstehen dann so genannte "freie Radikale", die die Zellen schädigen. Freie Radikale sind wild gewordene Sauerstoffmoleküle, denen ein Elektron fehlt. Und auf der Suche nach einem Elektron klauen sie den Zellen eines und so wird eine ganze Kettenreaktion ausgelöst. Es gibt in der Apotheke (auf Bestellung) Freie-Radikale-Tests, die den Urin auf Malondialdehyd untersuchen. Das entsteht immer dann, wenn Fettsäuren im Körper oxidiert werden. Nach jedem Konsum von erhitztem Fett steigt dieser Wert im Urin auf bedenkliche Weise an! Sie können das jederzeit selbst messen. Die gute Nachricht: Es gibt 2 Gegenmittel: Zum einen Vitamin E und zum anderen Chlorella-Algen. Möglicherweise gibt es noch sehr viel mehr, jedoch habe ich nur wenige Mittel bislang selbst getestet und sowohl Vitamin E, als auch Chlorella-Algen waren in der Lage, trotz Pommes-Konsums den Wert des Malondialdehyds im Urin nicht ansteigen zu lassen. Wenn ich jedoch kein Vitamin E bzw. Chlorella-Algen zu mir nahm, stieg der Wert stark an! Dennoch halte ich es immer noch für das Gesündeste, sein Essen gar nicht zu erhitzen. Wenn es unbedingt sein muss, dann nehmen Sie wenigstens Kokosfett, denn das ist gesättigt und daher von allen Ölen immer noch am unbedenklich**sten**.

🚫 Herkömmliche Deos

Enthalten sehr viele Chemikalien, dessen Wirkung auf den Körper gar nicht abgeschätzt werden kann. Nehmen Sie statt dessen ein *gesundes* Deo: Mischen Sie einfach Kokosfett mit Natron. Damit haben Sie eine fettige Masse, wo Natron eingebettet ist. Dies ist selbst noch nicht basisch. Wenn jedoch Schweiß mit diesem Gemisch in Berührung kommt, wird das Deo quasi "aktiviert" und es entsteht ein basischer Hautfilm, der durch das Kokosfett auch gehalten werden kann. Die Wirkung ist deutlich stärker als von herkömmlichen Deos. Selbst nach 3 Tagen stinkt überhaupt nichts!

⊘ Milch- und Milchprodukte

Studien haben festgestellt, dass Männer die sehr viel Milch trinken das Risiko für Prostatakrebs signifikant erhöht wird (*Studie 245*). Das ist auch logisch, denn 75% der gesamten Weltbevölkerung verträgt gar keine Milch. Das sind 3/4 der Weltbevölkerung! Es gibt kein einziges Tier, was im Erwachsenenalter noch Milch trinkt und schon gar nicht Artfremde! Wenn Sie Ihrer Katze Milch geben, dann trinkt sie diese zwar gerne, bekommt davon aber massiven Durchfall. Und so ergeht es auch den meisten Menschen. Nur hier in Mitteleuropa ist die Milchunverträglichkeit (Laktose/Milchzucker-Unverträglichkeit und Milchallergien) etwas geringer. Das ändert jedoch nichts an der Tatsache, dass Milch auch für all jene schädlich ist, die keine Intoleranz oder Allergie haben! Damit eine Kuh Milch produzieren kann, muss sie zuerst schwanger sein! Es liegt also in der Natur der Sache, dass Milch für Kälber bestimmt ist und für niemanden anders. Die Nahrung ist speziell für die Bedürfnisse eines Säuglings abgestimmt. Wenig Magnesium, viel Calcium für den Knochenaufbau, viel Wachstumshormone. Erwachsene Menschen jedoch brauchen nicht so hohe Mengen an Calcium, denn ihre Knochen befinden sich nicht in der Wachstumsphase wie bei Säuglingen. Erwachsene brauchen viel Magnesium, um der Verkalkung entgegen zu wirken. Und auch Wachstumshormone braucht ein erwachsener Mensch nur in Maßen. Dazu kommt natürlich noch die Tatsache, dass Kühe künstlich mit Hormonen geschwängert werden, hohe Dosen von Antibiotika verabreicht bekommen, damit sie möglichst viel Milch produzieren. Denn eine Kuh ist in Augen der Menschen ein Profit-Center. Nur Kühe, die viel Milch produzieren sind wirtschaftlich rentabel. Im natürlichen

Zustand ist für die Ernährung eines Kalbes eine Produktion von ca. 8 Liter Milch pro Tag vorgesehen und genau diese Menge wird von Kuh-Müttern auch produziert. Eine "Fabrik-Kuh" hingegen gibt 50 Liter am Tag. Wachstumshormonen und Antibiotika sei "dank". Sie sehen also schon, wie dermaßen pervers es ist, als erwachsener Mensch noch Milch zu trinken, Artfremde noch dazu. Da wundert es auch nicht, dass diese gesundheitsschädlich ist. Mein Tipp: Finger weg!

⊘ Reinigungsmittel

können unerwünschte Chemikalien enthalten. Putzen Sie stattdessen nur mit Wasser!

⊘ Aspartam

Auch bekannt unter E-951. Aspartam besteht aus den 3 Bestandteilen Asparaginsäure, Phenylalanin und Methanol. Erstere 2 sind Aminosäuren (unbedenklich), doch bedenklich ist das letzt genannte Methanol, ein toxischer Alkohol. Dieser zerfällt im Körper weiter zu Formaldehyd (einem Nervengift). In einer Studie an Ratten konnte nachgewiesen werden, dass, wenn den Tieren Aspartam ins Trinkwasser gemischt wurde, diese deutlich häufiger an Krebs erkrankten *(Studie 246)*. Aspartam kommt in zuckerfreier Cola sowie in fast allen zuckerfreien Produkten wie Kaugummi vor!

⊘ Pestizidbelastetes Obst

Untersuchungen aus Laboren haben einen regelrechten Cocktail verschiedenster krebserregender Pestizide in Obst und Gemüse festgestellt. Leider gilt das auch für Obst aus Wochenmärkten (die ARD berichtete). Kaufen Sie deshalb nur BIO-Obst. Immer und ausnahmslos! Denn dort sind Pestizide verboten.

Richtiger Umgang mit Handystrahlung

Achten Sie bei Handys darauf, den Hörer erst dann an den Kopf zu halten, nachdem das Piep-Zeichen kommt. Die Strahlung ist beim Verbindungsaufbau am größten. Wenn also das Piep-Zeichen kommt, ist das der Hinweis darauf, dass die Verbindung bereits hergestellt wurde. Außerdem wäre es ratsam nicht zu viel zu telefonieren und das Handy möglichst nicht eingeschaltet am Körper zu tragen.

Stichwortverzeichnis

Quellen- und Studienverzeichnis

(1) Krebs chemopräventives Potential von flüchtigem Öl aus Schwarzkümmelsamen, Nigella sativa L., in einem Ratten-Multiorgankarzinogenese-Bioassay

https://www.ncbi.nlm.nih.gov/pmc/articles/PMC3436209/

(2) Therapeutische Implikationen von Schwarzkümmel und seinem konstituierenden Thymoquinon zur Vorbeugung von Krebs durch Inaktivierung und Aktivierung von molekularen Pathways

https://www.ncbi.nlm.nih.gov/pmc/articles/PMC4052177/

(2.1) Anti-Krebs-Aktivität von Nigella sativa (Schwarzkümmel) und seine Beziehung mit der thermischen Verarbeitung und Chinon Zusammensetzung des Samens

https://www.ncbi.nlm.nih.gov/pmc/articles/PMC4476428/

(2.2) Kürzliche Fortschritte bei den Antikrebseigenschaften von Nigella sativa , einem weitverbreiteten Nahrungsmittelzusatz

https://www.ncbi.nlm.nih.gov/pmc/articles/PMC5052360/

(2.3) Anti-Krebs-Aktivitäten von Nigella Sativa (Schwarzkümmel)

https://www.ncbi.nlm.nih.gov/pmc/articles/PMC3252704/

(3): Die Wirksamkeit von Löwenzahn-Wurzel-Extrakt bei der Induzierung von Apoptose in Drug-resistenten menschlichen Melanomzellen

http://www.ncbi.nlm.nih.gov/pmc/articles/PMC3018636/

(4): Löwenzahn-Wurzelextrakt tötet Leukämiezellen:
http://www.ncbi.nlm.nih.gov/pmc/articles/PMC3281857/

(5): Löwenzahn-Wurzelextrakt tötet Dickdarm-Krebszellen:

http://www.ncbi.nlm.nih.gov/pubmed/27564258

(6): Cannabis gegen Gehirntumore:
http://www.nature.com/bjc/journal/v95/n2/abs/6603236a.html

(7): Cannabis gegen Mund- und Rachenkrebs:
http://www.ncbi.nlm.nih.gov/pubmed/20516734

(8): Cannabis gegen Brustkrebs: http://www.ncbi.nlm.nih.gov/pubmed/20859676

(9): Cannabis gegen Bauchspeicheldrüsenkrebs:
http://cancerres.aacrjournals.org/content/66/13/6748.abstract

(10): Cannabis hemmt die Neubildung von neuen Blutgefäßen und hemmt damit die Metastasierung:

http://www.ncbi.nlm.nih.gov/pubmed/12514108

(11): Kalium, Natrium und Krebs: eine Überprüfung:
http://www.ncbi.nlm.nih.gov/pubmed/9216787

(12): Geographic Krebsrisiko und die intrazelluläre Kalium / Natrium-Verhältnis:

http://www.ncbi.nlm.nih.gov/pubmed/3527413

(13a): Entgleisung des Natrium/Kalium-Gleichgewichts (Weltgesundheitsorganisation):

http://www.who.int/dietphysicalactivity/Elliot-brown-2007.pdf

(13b) Paleolithic nutrition revisited: A twelve-year retrospective on its nature and implications

https://pdfs.semanticscholar.org/c81c/
c11f992d9d7188ff1b8ac7258406c59daa3f.pdf

(14): Anti-Krebs-Wirkung des Anti-Malaria-Mittels Artemisinin:

http://www.ncbi.nlm.nih.gov/pmc/articles/PMC4389338/

(15): Artemisinin gegen Brustkrebs:
http://www.ncbi.nlm.nih.gov/pubmed/22185819

(16): Artemisinin gegen Prostatakrebs:
http://www.ncbi.nlm.nih.gov/pmc/articles/PMC2629082/

(17): Gezielte Behandlung von Krebs mit Artemisinin und Artemisinin mit Eisen:

http://www.ncbi.nlm.nih.gov/pubmed/16185154

(18): Artemisinin induziert Apoptose in humanen Krebszellen:

http://www.ncbi.nlm.nih.gov/pubmed/15330172

(19): Ukrain in der Behandlung von Bauchspeicheldrüsenkrebs:

http://www.ncbi.nlm.nih.gov/pubmed/11345025

(20): Ukrain sowohl als Anti-Krebs als auch als immunregulierendes Mittel:

http://www.ncbi.nlm.nih.gov/pubmed/1305045

(21): Erfolgreiche Behandlung der Ukrain-Therapie bei Blasenkrebs-Patienten:

http://www.ncbi.nlm.nih.gov/pubmed/10190079

(22): Die intravenöse Vitamin C und Krebs: Eine systematische Übersicht:

http://www.ncbi.nlm.nih.gov/pubmed/24867961

(23): Intravenös verabreichte Vitamin C als Krebstherapie: drei Fälle:

http://www.ncbi.nlm.nih.gov/pmc/articles/PMC1405876/

(24): MSM unterdrückt Lebertumorentwicklung durch die Aktivierung der Apoptose:

http://www.ncbi.nlm.nih.gov/pubmed/24575169

(25): MSM hemmt HER2-Expression durch STAT5b in Brustkrebszellen:

http://www.ncbi.nlm.nih.gov/pubmed/26648017

(26): MSM unterdrückt das Wachstum von Brustkrebs durch Herunterregulieren STAT3 und STAT5b Wege:

http://www.ncbi.nlm.nih.gov/pubmed/22485142

(27): Chemopräventive Wirkung von Weihrauch gegen Blasenkrebs:

http://www.ncbi.nlm.nih.gov/pubmed/27531547

(28): Boswellia sacra ätherisches Öl induziert Tumorzell-spezifischen Apoptose und unterdrückt Tumor-Aggressivität in kultivierten menschlichen Brustkrebszellen:

http://www.ncbi.nlm.nih.gov/pmc/articles/PMC3258268/

(28a) Boswelliasäure-Aktivität gegen Glioblastom-Stammzellen:

https://www.ncbi.nlm.nih.gov/pmc/articles/PMC4888275/

(28b) Boswelliasäuren und malignes Gliom: Induktion von Apoptose, aber keine Modulation der Arzneimittelempfindlichkeit

https://www.ncbi.nlm.nih.gov/pmc/articles/PMC2362292/

(28c) Boswelliasäuren hemmen das Gliomwachstum: eine neue Behandlungsoption?

https://www.ncbi.nlm.nih.gov/pubmed/10894362

(28d) Boswellia serrata wirkt auf Hirnödeme bei Patienten, die wegen Hirntumoren bestrahlt wurden

https://pubmed.ncbi.nlm.nih.gov/21287538/

(28e) Aus der Hydrodestillation von Boswellia sacra-Gummiharzen hergestelltes ätherisches Weihrauchöl induziert in Kulturen und in einem Mausmodell den Zelltod von menschlichem Bauchspeicheldrüsenkrebs

https://pubmed.ncbi.nlm.nih.gov/23237355/

(29)   Bromelain Nebenwirkungen und Sicherheit

http://www.ncbi.nlm.nih.gov/pmc/articles/PMC3529416/

(30): Zytotoxische Wirkung von Bromelain in der menschlichen Magen-Darm-Karzinom-Zelllinien:

http://www.ncbi.nlm.nih.gov/pubmed/23620673

(31): Antimetastatische Wirkung von Bromelain:
http://www.ncbi.nlm.nih.gov/pubmed/3182910

(32): Zytotoxische Wirkung von Bromelain in der menschlichen Magen-Darm-Karzinom-Zelllinien:

http://www.ncbi.nlm.nih.gov/pmc/articles/PMC3633552/

(33): Bromelain hemmt reversibel invasiven Eigenschaften von Gliom-Zellen:

http://www.ncbi.nlm.nih.gov/pmc/articles/PMC1506565/

(34): Krebs-Chemoprävention von Granatapfel: Labor- und klinische Beweise:

http://www.ncbi.nlm.nih.gov/pubmed/20155621

(35): Granatapfel und seine Komponenten als Alternative Behandlung für Prostatakrebs:

http://www.ncbi.nlm.nih.gov/pmc/articles/PMC4200766/

(36): Granatapfel-Extrakt und Krebsprävention: Molekulare und zelluläre Aktivitäten:

http://www.ncbi.nlm.nih.gov/pmc/articles/PMC4052369/

(37): Anti-Krebs-Aktivitäten von Granatapfelextrakte und Genistein in menschlichen Brustkrebszellen:

http://www.ncbi.nlm.nih.gov/pubmed/16379557

(38): Die Rolle des mitochondrialen Transmembranpotentials: Vitamin K2 vermittelt Apoptose in Krebszellen:

http://www.ncbi.nlm.nih.gov/pubmed/18374196

(39): Vitamin K2 hat Anti-Tumor-Wirkung bei Magenkrebs-Zelllinien:

http://www.ncbi.nlm.nih.gov/pubmed/16391821

(40): Nahrungs-Vitamin-K-Aufnahme in Bezug auf Krebsinzidenz und Anzahl der Todesfälle:

http://www.ncbi.nlm.nih.gov/pubmed/20335553

(41): Apoptoseinduktion von Vitamin K2 in Lungenkarzinomzellen: Die Möglichkeit der Vitamin K2-Therapie bei Lungenkrebs:

http://www.ncbi.nlm.nih.gov/pubmed/12888897

(41.1) Die Rolle von Vitamin K2 bei der Entwicklung von Leberzellkarzinomen bei Frauen mit Leberzirrhose.

https://www.ncbi.nlm.nih.gov/pubmed/15265851

(42): Gemeinsame Wirkungen von Vitamin-D und Sonneneinstrahlung auf das Brustkrebsrisiko:

http://www.ncbi.nlm.nih.gov/pubmed/21127286

(43): Vitamin D für die Krebsprävention: Globale Perspektive:

http://www.ncbi.nlm.nih.gov/pubmed/19523595

(44): Die Rolle von Vitamin D bei der Verringerung des Krebsrisikos:

http://www.nature.com/nrc/journal/v14/n5/abs/nrc3691.html

(45): Erfahrungsbericht: Krebsheilung durch Karottensaft:

http://www.chrisbeatcancer.com/ann-cameron-cured-her-cancer-with-carrot-juice/

(46): Differentiale Wirkungen von Falcarinol:
http://www.ncbi.nlm.nih.gov/pubmed/19694436

(47): Die Hemmwirkung von mit Karotten oder Falcarinol auf die Entwicklung von Azoxymethane (einem krebserregenden Stoff):

http://www.ncbi.nlm.nih.gov/pubmed/15740080

(48): Karotten, grünes Gemüse und Lungenkrebs: eine Fall-Kontroll-Studie:

http://www.ncbi.nlm.nih.gov/pubmed/3818153

(49): Nahrungs Karotten-Verbrauch und das Risiko von Prostatakrebs:

http://www.ncbi.nlm.nih.gov/pubmed/24519559

(50): Wirkung von Möhrenaufnahme in der Prävention von Magenkrebs: Eine Meta-Analyse:

http://www.ncbi.nlm.nih.gov/pubmed/26819805

(51): Die Wirkung von Karottensaft, ß-Karotin-Supplementierung auf die Lymphozyten-DNA-Schäden, Erythrozyten antioxidativer Enzyme und Plasma-Lipid-Profile bei koreanischen Rauchern:

http://www.ncbi.nlm.nih.gov/pmc/articles/PMC3259297/

(52): Wirkung von Weizengras -Saft zur unterstützenden Pflege von unheilbaren Krebspatienten:

http://meeting.ascopubs.org/cgi/content/abstract/24/18_suppl/8634

(53): Fieber, Pyrogene und Krebs: https://www.ncbi.nlm.nih.gov/books/NBK6084/

(54): Eugenol fördert die Apoptose in Brustkrebszellen:

https://www.ncbi.nlm.nih.gov/pmc/articles/PMC3931838/

(55): Apoptotische Wirkung von Eugenol in humanen Kolon-Krebszellen:

https://www.ncbi.nlm.nih.gov/pubmed/21044050

(56): Induktion der Apoptose von Eugenol in menschlichen Brustkrebszellen:

https://www.ncbi.nlm.nih.gov/pubmed/22126019

(57): Eugenol verbessert das chemotherapeutische Potential von Gemcitabin und induziert antikarzinogene und entzündungshemmende Aktivität in menschlichen zervikalen (Halsteil eines Organs) Krebszellen:

https://www.ncbi.nlm.nih.gov/pubmed/21939359

(58): Apoptotische Wirkung von Eugenol in menschlichen Dickdarm und Leber-Krebszellen:

https://www.ncbi.nlm.nih.gov/pubmed/25422195

(59): Antiproliferative und molekulare Mechanismen der Apoptose von Krebszellen durch Eugenol:

https://www.ncbi.nlm.nih.gov/pubmed/22634840

(60): Nelkenextrakt hemmt das Tumorwachstum und fördert den Zellzyklusarrest und Apoptose:

https://www.ncbi.nlm.nih.gov/pmc/articles/PMC4132639/

(61): Anti-Krebs-Aktivität von ätherischen Ölen und ihre chemischen Bestandteile:

http://www.ncbi.nlm.nih.gov/pmc/articles/PMC4266698/

(62): Therapeutische Wirkungen von Melatonin in der Krebstherapie: Mögliche Mechanismen:

http://www.ncbi.nlm.nih.gov/pubmed/18815150

(63): Melatonin, Immunfunktion und Krebs:
http://www.ncbi.nlm.nih.gov/pubmed/22074586

(64): Melatonin und Krebs:
http://www.ncbi.nlm.nih.gov/pmc/articles/PMC4233441/

(65): Die Rolle von Melatonin in der Krebsbehandlung:

http://www.ncbi.nlm.nih.gov/pubmed/22753734

(66): Melatonin in der Behandlung von Krebs: Eine systematische Überprüfung von randomisierten kontrollierten Studien und Meta-Analyse:

http://www.ncbi.nlm.nih.gov/pubmed/16207291

(67): Melatonin in der Pathogenese und Therapie von Krebserkrankungen:

http://www.ncbi.nlm.nih.gov/pubmed/17130668

(68): Neurobiologische Wirkung von Melatonin als im Zusammenhang mit Krebs:

http://www.ncbi.nlm.nih.gov/pubmed/18090123

(69): Melatonin Anti-Krebs-Wirkung:
http://www.ncbi.nlm.nih.gov/pmc/articles/PMC3587994/

(70): Melatonin, Schlafstörungen und Krebsrisiko:
http://www.ncbi.nlm.nih.gov/pubmed/19095474

(71): Oligomers Procyanidine, isoliert aus Traubenkernen hemmt Tumorangiogenese und Zellinvasion durch HIF-1a in vitro:

http://www.ncbi.nlm.nih.gov/pubmed/25385044

(72): Anti-Krebs-Wirkung von oligomeren Proanthocyanidine auf die menschliche Darmkrebs-Zellen:

http://www.ncbi.nlm.nih.gov/pubmed/16094708

(73): Oligomere Proanthocyanidine Komplexe (OPC) üben anti-proliferative und pro-apoptotische Wirkung auf Prostatakrebszellen aus:

http://www.ncbi.nlm.nih.gov/pubmed/18663730

(74): Curcumin in verschiedenen Krebsarten:
http://www.ncbi.nlm.nih.gov/pubmed/23303705

(75): Curcumin und Krebs-Zellen: Wie effektiv ist das Curry-Gewürz?

Http://www.ncbi.nlm.nih.gov/pmc/articles/PMC2758121/

(76): Anti-Krebs-Potenzial von Curcumin: Klinische Studien:

http://www.ncbi.nlm.nih.gov/pubmed/12680238

(77): Kurkuma reduziert möglicherweise das Risiko von Krebs:

http://www.ncbi.nlm.nih.gov/pubmed/22471448

(78): Therapeutische Rollen von Curcumin: Lehren aus klinischen Studien:

http://www.ncbi.nlm.nih.gov/pmc/articles/PMC3535097/

(79): Chemotherapeutische Potenzial von Curcumin für Darmkrebs:

http://www.ncbi.nlm.nih.gov/pubmed/12171541

(80): Graviola: Ein vielversprechendes natürliches Medikament, das durch Veränderung des Zellstoffwechsels Tumorigenität und Metastasierung von Bauchspeicheldrüsenkrebszellen in vitro und in vivo hemmt:

http://www.ncbi.nlm.nih.gov/pubmed/22475682

(81): Selektive Wachstumshemmung von menschlichen Brustkrebszellen durch graviola Fruchtextrakt in vitro und in vivo:

http://www.ncbi.nlm.nih.gov/pubmed/21767082

(82): Anti-Krebs-Aktivität auf Graviola, ein spannendes Heilpflanzenextrakt gegen verschiedene Krebszelllinien und einer detaillierten theoretischen Studie auf seine starke Antikrebs-Wirkung:

http://www.ncbi.nlm.nih.gov/pubmed/23889049

(83): Bittermelone: Antagonist zu Krebs:
http://www.ncbi.nlm.nih.gov/pubmed/20198408

(84): Bittermelone: Ein Allheilmittel für Entzündungen und Krebs:

http://www.ncbi.nlm.nih.gov/pubmed/26968675

(85): Immunmodulatorische Rolle von Bittermelonenextrakt in der Hemmung von Kopf und Hals Plattenepithelkarzinome:

http://www.ncbi.nlm.nih.gov/pubmed/27120805

(86): Bittermelonensaft und die molekularen Mechanismen, die bei Bauchspeicheldrüsenkrebszellen zugrunde liegen:

http://www.ncbi.nlm.nih.gov/pubmed/25672620

(87): Bitter Melone Extrakt beeinträchtigt Prostatakrebs-Zellzyklus-Progression und Verzögerungen Prostatahyperplasie:

http://www.ncbi.nlm.nih.gov/pmc/articles/PMC3232292/

(88): In-vivo-Antitumor-Aktivität der Bittermelone (Momordica charantia):

http://www.ncbi.nlm.nih.gov/pubmed/6616452

(89): Bittermelone (Momordica charantia) Extrakt hemmt Brustkrebs-Zellproliferation durch Modulation des Zellzyklus regulatorische Gene und fördert Apoptose:

http://www.ncbi.nlm.nih.gov/pubmed/20179194

(90): Eine komplette Remission der pulmonalen Spindelzellkarzinom nach der Behandlung mit oralen Germaniumsesquioxid

https://www.ncbi.nlm.nih.gov/pubmed/10669709

(91): Therapeutische Effekte von organischem Germanium

https://www.ncbi.nlm.nih.gov/pubmed/3043151

(92): Sulforaphan als ein vielversprechendes Molekül für Krebs zu bekämpfen

https://www.ncbi.nlm.nih.gov/pubmed/24114482

(93): Sulforaphan, ein Nahrungs Komponente von Brokkoli / Brokkolisprossen, hemmt Stammzellen Brustkrebs

https://www.ncbi.nlm.nih.gov/pubmed/20388854

(94): Zwei Rollen von Sulforaphan in der Krebsbehandlung

https://www.ncbi.nlm.nih.gov/pubmed/22583415

(95): Gezielt gegen Krebsstammzellen mit Sulforaphan, einer Diätkomponente aus Brokkoli und Brokkolisprossen

https://www.ncbi.nlm.nih.gov/pubmed/23902242

(96): Sulforaphan, eine Nahrungskomponente von Broccoli / Brokkolisprossen, hemmt Brustkrebszellen

https://www.ncbi.nlm.nih.gov/pmc/articles/PMC2862133/

(97): Entdeckung und Entwicklung von Sulforaphan als Anti-Krebs-Mittel

https://www.ncbi.nlm.nih.gov/pubmed/17723168

(98): Sulforaphan hemmt das Wachstum von verschiedenen Brustkrebszellen

https://www.ncbi.nlm.nih.gov/pubmed/23389114

(98.1) Zelluläre und molekulare Mechanismen von 3,3'-Diindolylmethan bei Magen-Darm-Krebs:

https://www.ncbi.nlm.nih.gov/pmc/articles/PMC4964527/

(99)   Trophoblastenthese

http://www.alternativheilung.eu/html/trophoblastenthese.html

(100) Fallbericht: Vollständige Remission eines Non-Hodgkin-Lymphoms durch die alleinige Verabreichung von Dichloracetat

http://www.ncbi.nlm.nih.gov/pubmed/23263938

(101) Dichloroacetat und Krebs https://www.ncbi.nlm.nih.gov/pubmed/25157892

(102) Hochdosiertes Vitamin B1 reduziert Proliferation in Krebszelllinien analog zu dichloroacetate

https://www.ncbi.nlm.nih.gov/pubmed/24452394

(103): ALLYLISOTHIOCYANAT reichen Senfsamenpulver hemmt das Wachstum von Blasenkrebs und Muskelinvasion

https://www.ncbi.nlm.nih.gov/pubmed/20889681

(104): Chemopräventive Wirkung von Senf (Brassica compestris) auf chemisch induzierte Tumorgenese von Krebs des Gebärmutterhalses.

Https://www.ncbi.nlm.nih.gov/pubmed/16004197

(105): Kombinierte Effekte von Curcumin und Triptolid auf einer Eierstockkrebs-Zelllinie

https://www.ncbi.nlm.nih.gov/pubmed/23991988

(106): Kombination von Triptolid und Artemisinin
http://www.ncbi.nlm.nih.gov/pubmed/24175808

(107): Triptolid hemmt die multidrug resistance in Prostatakrebszellen über das Herunterregulieren der Expression MDR1.

Http://www.ncbi.nlm.nih.gov/pubmed/23906293

(108): Triptolid hemmt die menschliche Brustkrebs MCF-7-Zellwachstum über die Herunterregulierung des Era-vermittelten Signalweg

http://www.ncbi.nlm.nih.gov/pubmed/25864647

(109): Verbesserte Anti-Tumor-Wirksamkeit von Aspirin in Kombination mit Triptolid in Gebärmutterhalskrebszellen.

Https://www.ncbi.nlm.nih.gov/pubmed/23803076

(110): Die immunsuppressive, entzündungshemmende und Anti-Krebs-Eigenschaften von Triptolid: Eine Mini-Überprüfung

http://www.ncbi.nlm.nih.gov/pmc/articles/PMC4877967/

(111): Ziele und molekularen Mechanismen von Triptolid in der Krebstherapie
https://www.ncbi.nlm.nih.gov/pmc/articles/PMC4220249/

(112): Antitumor-Aktivität von kolloidalem Silber auf MCF-7 menschlichen Brustkrebszellen

https://www.ncbi.nlm.nih.gov/pmc/articles/PMC2996348/

(112-a) Silbernanopartikel behandeln selektiv dreifach negative Brustkrebszellen, ohne in vitro und in vivo nicht maligne Brustepithelzellen zu beeinflussen

https://www.ncbi.nlm.nih.gov/pmc/articles/PMC6996381/

(112-b) Aktivität und Pharmakologie hausgemachter Silbernanopartikel bei refraktärem metastasierendem Plattenepithelkarzinom im Kopf- und Halsbereich

https://pubmed.ncbi.nlm.nih.gov/30537286/

(113): Inositolhexaphosphat (IP6) hemmt Schlüsselereignisse von Krebsmetastasen: I. In-vitro-Studien von Adhäsion, Migration und Invasion von MDA-MB 231 menschlichen Brustkrebszellen

https://www.ncbi.nlm.nih.gov/pubmed/14666663

(114) Inositolhexaphosphat unterdrückt das Wachstum und induziert die Apoptose in HT-29 Darmkrebs Zellen in Kultur: PI3K / Akt-Weg als potentielles Ziel

https://www.ncbi.nlm.nih.gov/pmc/articles/PMC4396237/

(115) Inositolhexaphosphat (IP6) blockiert Proliferation von menschlichen Brustkrebszellen durch eine PKCdelta abhängigen Anstieg in p27Kip1 und Abnahme der Retinoblastom-Protein (pRb) Phosphorylierung

https://www.ncbi.nlm.nih.gov/pubmed/15868430

(116) Krebs-Hemmung durch Inositolhexaphosphat (IP6) und Inositol: vom Labor in die Klinik

https://www.ncbi.nlm.nih.gov/pubmed/14608114

(117) Schutz vor Krebs durch diätetische IP6 und Inositol.

Https://www.ncbi.nlm.nih.gov/pubmed/17044765

(118) Antimetastatic efficacy of silibinin: molecular mechanisms and therapeutic potential against cancer

http://link.springer.com/article/10.1007/s10555-010-9237-0

(119) Oral milk thistle extract stops colorectal cancer stem cells from growing tumors

https://www.sciencedaily.com/releases/2015/04/150420144350.htm

(203) Auswertung von vier Tiermodellen zur intrarenalen Calciumablagerung und Beurteilung des Einflusses einer Nahrungsergänzung mit essentiellen Fettsäuren auf die Verkalkung

https://www.ncbi.nlm.nih.gov/pubmed/8533210

(204) Ratio of n-6 to n-3 fatty acids and bone mineral density in older adults: the Rancho Bernardo Study

http://ajcn.nutrition.org/content/81/4/934.full

(220) Therapie von Krebs durch Silymarin
https://www.ncbi.nlm.nih.gov/pmc/articles/PMC2612997/

(221) Immuntherapie von metastasierendem Darmkrebs mit Vitamin D-bindendem Protein-abgeleiteten Makrophagen-aktivierenden Faktor, GcMAF

https://www.ncbi.nlm.nih.gov/pubmed/18058096

(222) Die klinische Erfahrung der integrativen Krebsimmuntherapie mit GcMAF

https://www.ncbi.nlm.nih.gov/pubmed/23780980

(223) Immunotherapy für Prostatakrebs mit Gc Protein-Derived Makrophagen-Aktivierungsfaktor, GcMAF

https://www.ncbi.nlm.nih.gov/pmc/articles/PMC2510818/

(224) Überprüfung der Anti-Krebs-Aktivitäten der Bienenprodukte

https://www.ncbi.nlm.nih.gov/pmc/articles/PMC3985046/

(225) Mutterkraut gegen Leukämie
https://www.ncbi.nlm.nih.gov/pubmed/16120045

(226) Tanacetum parthenium: Eine systematische Überprüfung

https://www.ncbi.nlm.nih.gov/pmc/articles/PMC3210009/

(227) Mutterkraut, zeigt Anti-Krebs-Aktivität gegen menschlichen Melanomzellen in vitro

https://www.ncbi.nlm.nih.gov/pubmed/19949351

(228) Antiproliferativen Aktivitäten von Parthenolid und goldenen Mutterkraut Extrakt gegen drei menschlichen Krebszelllinien

https://www.ncbi.nlm.nih.gov/pubmed/16579729

(229) Heißwasserextrakt von Chlorella vulgaris DNA-Schädigung und Apoptose induziert.

Https://www.ncbi.nlm.nih.gov/pubmed/21340229

(230) Chlorella vulgaris löst die Apoptose in Hepatokarzinogenese-induzierten Ratten

https://www.ncbi.nlm.nih.gov/pmc/articles/PMC2613958/

(231) Evaluierung von anti – angiogenen und antiproliferative Potential des organischen Extrakts von Grünalgen Chlorella pyrenoidosa

https://www.ncbi.nlm.nih.gov/pmc/articles/PMC3847245/

(232) Antitumorale und antioxidative Wirkungen eines hydroalkoholischen Extraktes der Katzenkralle

https://www.ncbi.nlm.nih.gov/pubmed/20435132

(233) Antiproliferative und pro-apoptotische Effekte von Uncaria tomentosa in humanen medullären Schilddrüsenkarzinomzellen

https://www.ncbi.nlm.nih.gov/pubmed/20032400

(234) Ingwer und seine Bestandteile: Rolle in der Verhinderung und der Behandlung des gastro-intestinalen Krebses

https://www.ncbi.nlm.nih.gov/pmc/articles/PMC4369959/

(235) Vorteile von ganzen Ingwer-Extrakt in Prostatakrebs

https://www.ncbi.nlm.nih.gov/pmc/articles/PMC3426621/

(236) Krebs und Metastasierung: Prävention und Behandlung mit grünem Tee

https://www.ncbi.nlm.nih.gov/pmc/articles/PMC3142888/

(237) Transurethrale Blase Tumor Resektion kann dazu führen, dass Absiedlungen von Krebszellen in den Blutkreislauf strömen

http://www.jurology.com/article/S0022-5347(14)03922-6/abstract

(239): Der Beitrag der zytotoxischen Chemotherapie zum 5-Jahres-Überleben bei erwachsenen malignen Tumoren:

https://www.ncbi.nlm.nih.gov/pubmed/15630849?dopt=Abstract

(245) Milchprodukte, Kalzium und Prostatakrebs Risiko: eine systematische Überprüfung und Metaanalyse https://www.ncbi.nlm.nih.gov/pubmed/25527754

(246) Erste experimentelle Demonstration der multipotentiellen karzinogenen Effekte von Aspartam, verabreicht im Futter an Sprague-Dawley Ratten
https://www.ncbi.nlm.nih.gov/pmc/articles/PMC1392232/

(300) Die Wirkung einer geringen Dosierung von Procain auf die Lungenkrebszellproliferation.

https://www.ncbi.nlm.nih.gov/pubmed/27906420

(301) Procain hemmt die Proliferation und DNA-Methylierung in menschlichen Hepatomzellen

https://www.ncbi.nlm.nih.gov/pmc/articles/PMC2716835/

(302) Procain induziert epigenetische Veränderungen in HCT116-Kolonkrebszellen

https://www.ncbi.nlm.nih.gov/pmc/articles/PMC5098101/

(303) Procain ist ein DNA-demethylierendes Agens mit wachstumshemmenden Wirkungen in menschlichen Krebszellen.

https://www.ncbi.nlm.nih.gov/pubmed/12941824

(304) Verlust der Delta-6-Desaturase-Aktivität als Schlüsselfaktor für die Alterung.

https://www.ncbi.nlm.nih.gov/pubmed/6270521

(305) Some effects of the essential fatty acids linoleic acid and alpha-linolenic acid and of their metabolites gamma-linolenic acid, arachidonic acid, eicosapentaenoic acid, docosahexaenoic acid, and of prostaglandins A1 and E1 on the proliferation of human osteogenic sarcoma cells in culture.

https://www.ncbi.nlm.nih.gov/pubmed/6089235

(306) Expression of human delta-6-desaturase is associated with aggressiveness of human breast cancer.

https://www.ncbi.nlm.nih.gov/pubmed/12851727

(310) Quercetin verstärkt die VDR-Aktivität, was zu einer Stimulation seiner Zielgenexpression in Caco-2-Zellen führt.

https://www.ncbi.nlm.nih.gov/pubmed/21228504

(311) Vitamin-D-Rezeptor-vermittelte Hochregulation von CYP3A4 und MDR1 durch Quercetin in Caco-2-Zellen.

https://www.ncbi.nlm.nih.gov/pubmed/26366751

(312) Die kontinuierliche Einnahme des wässrigen Extrakts des Chaga-Pilzes (Inonotus obliquus) unterdrückt die Progression des Krebses und hält die Körpertemperatur bei Mäusen aufrecht

https://www.ncbi.nlm.nih.gov/pmc/articles/PMC4946216/

(313) Mögliche Antikrebseigenschaften des Wasserextrakts von Inonotus [corrigiert] obliquus durch Induktion von Apoptose in Melanom-B16-F10-Zellen.

https://www.ncbi.nlm.nih.gov/pubmed/19041933

(314) Anti-Krebs-Wirkung einer Fraktion aus Fruchtkörpern des Chaga-Heilpilzes Inonotus obliquus (Pers.:Fr.) Pilát (Aphyllophoromycetideae): In-vitro-Untersuchungen.

https://www.ncbi.nlm.nih.gov/pubmed/22135889

(320) In-vitro-Untersuchung der möglichen immunmodulatorischen und antikanzerogenen Aktivitäten von schwarzem Pfeffer (Piper nigrum) und Kardamom (Elettaria cardamomum).

https://www.ncbi.nlm.nih.gov/pubmed/20210607

(330) Tibetische Medizin: Fallberichte
https://www.researchgate.net/publication/265559431_Tibetan_Medicine_for_Canc
er_An_Overview_and_Review_of_Case_Studies

(331) Weizengras: Grünes Blut kann helfen, Krebs zu bekämpfen

https://www.ncbi.nlm.nih.gov/pmc/articles/PMC5534514/

(340) Nützliche Bakterien stimulieren die Immunzellen des Wirts, um der diätetischen und genetischen Prädisposition für Brustkrebs bei Mäusen entgegenzuwirken

https://www.ncbi.nlm.nih.gov/m/pubmed/24382758/

(341) Auswirkungen von Lactobacillus-Stämmen auf die Proliferation von Krebszellen und oxidativen Stress in vitro.

https://www.ncbi.nlm.nih.gov/pubmed/16620202

(342) Anti-Krebs-Effekte von Gynostemma pentaphyllum (Thunb.) Makino (Jiaogulan)

https://www.ncbi.nlm.nih.gov/pmc/articles/PMC5037898/

(343) Mechanistische Untersuchung der Antikrebswirkung von Gynostemma pentaphyllum Saponinen im Apc (Min / +) Mausmodell.

https://www.ncbi.nlm.nih.gov/pubmed/26970558

(344) Anti-cancer effect of Cordyceps militaris in human colorectal carcinoma RKO cells via cell cycle arrest and mitochondrial apoptosis

https://www.ncbi.nlm.nih.gov/pmc/articles/PMC4491205/

(345) Pharmacological and therapeutic potential of Cordyceps with special reference to Cordycepin

https://www.ncbi.nlm.nih.gov/pmc/articles/PMC3909570/

(346) Anticancer and antimetastatic effects of cordycepin, an active component of Cordyceps sinensis.

https://www.ncbi.nlm.nih.gov/pubmed/25704018

(347) Extracts of Cordyceps sinensis inhibit breast cancer cell metastasis via down-regulation of metastasis-related cytokines expression.

https://www.ncbi.nlm.nih.gov/m/pubmed/29253616/

(350) Prostatakrebs: MR-gesteuerte Galvanotherapie - technische Entwicklung und erste klinische Ergebnisse

https://www.ncbi.nlm.nih.gov/pubmed/18024456

(351) Isolierung einer Antitumorverbindung aus Agaricus blazei Murill und dessen Wirkungsmechanismus.

https://www.ncbi.nlm.nih.gov/pubmed/11340091

(352) Hemmmechanismen von Agaricus blazei Murill auf das Wachstum von Prostatakrebs in vitro und in vivo.

https://www.ncbi.nlm.nih.gov/pubmed/18926679

(353) Der Pilz Agaricus Blazei Murill verursacht medizinische Auswirkungen auf Tumor, Infektion, Allergie und Entzündung durch seine Modulation der angeborenen Immunität und Verbesserung der Th1 / Th2-Ungleichgewicht und Entzündung

https://www.ncbi.nlm.nih.gov/pmc/articles/PMC3168293/

(354) Coprinus comatus und Ganoderma lucidum stören die Androgenrezeptorfunktion in LNCaP-Prostatakrebszellen

https://link.springer.com/article/10.1007/s11033-007-9059-5

(355) In-vitro-Effekte auf Proliferation, Apoptose und Kolonie-Hemmung in ER-abhängigen und ER-unabhängigen menschlichen Brustkrebszellen durch ausgewählte Pilzspezies

https://www.spandidos-publications.com/10.3892/or.15.2.417

(356) Chemopräventive Wirkung von PSP durch Targeting von Prostatakrebs Stammzellen-ähnliche Bevölkerung

https://www.ncbi.nlm.nih.gov/pmc/articles/PMC3095629/

(357) Polysaccharid K und Coriolus versicolor Extrakte für Lungenkrebs: eine systematische Überprüfung.

https://www.ncbi.nlm.nih.gov/pubmed/25784670

(358) Zytotoxische Aktivitäten von Coriolus versicolor (Yunzhi) Extrakt auf menschliche Leukämie und Lymphomzellen durch Induktion von Apoptose

https://www.sciencedirect.com/science/article/pii/S0024320504003248

(359) [Immunmodulatorische Effekte von Fomes fomentarias-Polysacchariden: eine experimentelle Studie an Mäusen].

https://www.ncbi.nlm.nih.gov/pubmed/19304524

(360) Apoptotische Eigenschaften von Polysaccharid, das aus Fruchtkörpern des medizinischen Pilzes Fomes fomentarius in der humanen Lungenkarzinomzellinie isoliert wurde

https://www.ncbi.nlm.nih.gov/pmc/articles/PMC4487262/

(361) Hericium erinaceus (Lion's Mane) Pilzextrakte hemmen die Metastasierung von Krebszellen in die Lunge in CT-26 Dickdarmkrebs-tansplantierten Mäusen.

https://www.ncbi.nlm.nih.gov/pubmed/23668749

(362) Antikrebs-Potenzial von Hericium erinaceus Extrakten gegen menschliche Magen-Darm-Krebs.

https://www.ncbi.nlm.nih.gov/pubmed/24631140

(363) Maitake Pro4X hat Anti-Krebs-Aktivität und verhindert die Onkogenese in BALB- Mäusen

https://www.ncbi.nlm.nih.gov/pmc/articles/PMC5055164/

(364) Kann Maitake MD-Fraktion Krebspatienten helfen?

https://www.ncbi.nlm.nih.gov/pubmed/12126464

(365) Wirkung der Maitake (Grifola frondosa) D-Fraktion auf die Aktivierung von NK-Zellen bei Krebspatienten.

https://www.ncbi.nlm.nih.gov/pubmed/14977447

(366) Koreanischer Roter Ginseng-Wasserextrakt stoppt das Wachstum von xenotransplantierten Lymphomzellen

https://www.ncbi.nlm.nih.gov/pmc/articles/PMC5052435/

(367) Anti-Brustkrebs-Aktivität von Fine Black Ginseng (Panax Ginseng Meyer) und Ginsenoside Rg5

https://www.ncbi.nlm.nih.gov/pmc/articles/PMC4452536/

(368) Roter Ginseng-Extrakt reduzierte die Metastasierung von Darmkrebszellen in vitro und in vivo.

https://www.ncbi.nlm.nih.gov/pubmed/23717075

(369) Ganoderma lucidum (Reishi) in der Krebsbehandlung.

https://www.ncbi.nlm.nih.gov/pubmed/14713328

(370) Anti-Tumor-Effekte von Ganoderma lucidum (Reishi) bei inflammatorischem Brustkrebs in In-vivo- und In-vitro-Modellen.

https://www.ncbi.nlm.nih.gov/pubmed/23468988

(371) Ganoderma lucidum (Reishi) hemmt das Wachstum von Krebszellen und die Expression von Schlüsselmolekülen bei entzündlichem Brustkrebs

https://www.ncbi.nlm.nih.gov/pmc/articles/PMC3201987/

(372) Hemmung des Wachstums und Induktion von Apoptose in menschlichen Krebszelllinien durch eine Ethylacetatfraktion aus Shiitake-Pilzen.

https://www.ncbi.nlm.nih.gov/pubmed/16566671

(373) Ist Selen eine mögliche Behandlung für Krebs-Metastasen?

https://www.ncbi.nlm.nih.gov/pmc/articles/PMC3705340/

(374) Selenaufnahme und Brustkrebsmortalität in einer Kohorte schwedischer Frauen.

https://www.ncbi.nlm.nih.gov/pubmed/22736377

(375) Selenexposition und Krebsrisiko: eine aktualisierte Meta-Analyse und Meta-Regression

https://www.ncbi.nlm.nih.gov/pmc/articles/PMC4726178/

(376) Selen und Lungenkrebs: Eine systematische Überprüfung und Meta-Analyse

https://www.ncbi.nlm.nih.gov/pmc/articles/PMC3208545/

(377) Selen in der menschlichen Ernährung: Nahrungsaufnahme und Supplementationseffekte.

https://www.ncbi.nlm.nih.gov/pubmed/647060

(378) Selen in der menschlichen Ernährung: Nahrungsaufnahme und Supplementationseffekte.

https://www.ncbi.nlm.nih.gov/pubmed/647060

(379) Ruta 6 induziert selektiv den Zelltod in Gehirnkrebszellen, aber die Proliferation in normalen peripheren Blutlymphozyten: Eine neuartige Behandlung für menschlichen Gehirntumor:

https://www.ncbi.nlm.nih.gov/pubmed/12963976

(380) Pro-apoptotic and anti-angiogenic properties of the α /β-thujone fraction from Thuja occidentalis on glioblastoma cells.

https://www.ncbi.nlm.nih.gov/pubmed/26900077

(381) Absorption und antioxidative Wirkung von Quercetin aus Zwiebeln, beim Menschen.

https://www.ncbi.nlm.nih.gov/pubmed/10099940

(382) Vorkommen von Quercetin in Lebensmitteln in Japan:

https://www.ncbi.nlm.nih.gov/pmc/articles/PMC4425148/table/nutrients-07-02345-t001/

(383) Alpha-Liponsäure induziert Apoptose in menschlichen Darmkrebszellen durch Erhöhung der mitochondrialen Atmung mit einer begleitenden O2 - * - Generation.

https://www.ncbi.nlm.nih.gov/pubmed/15843897

(384) [Alpha-Liponsäure und ihr Antioxidans gegen Krebs und Erkrankungen der zentralen Sensibilisierung].

https://www.ncbi.nlm.nih.gov/pubmed/23889618

(385) Liponsäure hemmt die Zellproliferation von Tumorzellen in vitro und in vivo

https://www.ncbi.nlm.nih.gov/pmc/articles/PMC3542233/

(386) Neemblätterextrakt inhibiert die Brustkrebserzeugung durch Veränderung der Zellproliferation, Apoptose und Angiogenese

https://www.ncbi.nlm.nih.gov/pmc/articles/PMC3938520/

(387) Anti-Krebs-Effekte von ethanolischen Neem-Blattextrakt auf Prostatakrebs-Zelllinie (PC-3).

https://www.ncbi.nlm.nih.gov/pubmed/16378700

(388) Anti-Krebs-Biologie von Azadirachta indica L (neem): ein Mini-Review.

https://www.ncbi.nlm.nih.gov/pubmed/21743298

(389) Neem Limonoids als Antikrebsmittel: Modulation von Krebs-Kennzeichen und onkogenes Signal.

https://www.ncbi.nlm.nih.gov/pubmed/27102702

(390) Therapeutische Rolle von Azadirachta indica (Neem) und ihrer aktiven Bestandteile bei der Vorbeugung und Behandlung von Krankheiten

https://www.ncbi.nlm.nih.gov/pmc/articles/PMC4791507/

(391) Neem components as potential agents for cancer prevention and treatment.

https://www.ncbi.nlm.nih.gov/pubmed/25016141

(392) Heidelbeer-Phytochemikalien hemmen Wachstum und metastatisches Potential von MDA-MB-231-Brustkrebszellen durch Modulation des Phosphatidylinositol-3-Kinase-Wegs

https://www.ncbi.nlm.nih.gov/pmc/articles/PMC2862148/

(393) Auswirkungen von Blaubeeren auf Migration, Invasion, Proliferation, Zellzyklus und Apoptose in hepatozellulären Karzinomzellen

https://www.ncbi.nlm.nih.gov/pmc/articles/PMC5103680/

(394) Crocetin hemmt die Pankreaskrebszellproliferation und Tumorprogression in einem Xenograft-Mausmodell.

https://www.ncbi.nlm.nih.gov/pubmed/19208826

(395) Crocin zeigt Antitumor-Wirkungen auf menschliche Leukämie-HL-60-Zellen in vitro und in vivo.

https://www.ncbi.nlm.nih.gov/pubmed/23573146

(396) Unterdrückung der pulmonalen Tumorpromotion und Apoptoseinduktion durch Crocus sativus L. Extraktion.

https://www.ncbi.nlm.nih.gov/pubmed/21153568

(397) Verwendung von In-vitro-Assays zur Bewertung der möglichen antiproliferativen und zytotoxischen Wirkungen von Safran (Crocus sativus L.) in der menschlichen Lungenkrebszelllinie

https://www.ncbi.nlm.nih.gov/pubmed/21120034

(398) Antikarzinogene Wirkung von Safran (Crocus sativus L.) und seiner Inhaltsstoffe

https://www.ncbi.nlm.nih.gov/pmc/articles/PMC3996758/

(399) Role of saffron and its constituents on cancer chemoprevention

https://www.ncbi.nlm.nih.gov/pmc/articles/PMC3971062/

(400) Mechanistische Studien zur Krebszellenmitochondrien- und NQO1-vermittelten Redoxaktivierung von Beta-Lapachon, einem potentiell neuen Antikrebsmittel.

https://www.ncbi.nlm.nih.gov/m/pubmed/25448047/

(401) Wachstumshemmung von Östrogenrezeptor-positiven menschlichen Brustkrebszellen durch Taheebo aus der inneren Rinde von Tabebuia avellandae-Baum.

https://www.ncbi.nlm.nih.gov/pubmed/19578798

(402) Freisetzung von mitochondrialem Cytochrom C sowohl bei Apoptose als auch bei Nekrose, induziert durch Beta-Lapachon in menschlichen Karzinomzellen.

https://www.ncbi.nlm.nih.gov/pubmed/10448645/

(403) Roter Lapacho (Tabebuia impetiginosa) - eine globale ethnopharmakologische Ware?

https://www.ncbi.nlm.nih.gov/pubmed/18992801

(404) Essiac für Krebs?

https://www.ncbi.nlm.nih.gov/pubmed/11365626

(405) Hemmung der Prostatakrebs-Zellproliferation durch Essiac.

https://www.ncbi.nlm.nih.gov/pubmed/15353028

(406) Einfluss von Vitamin C auf die Cadmiumabsorption und -verteilung bei Ratten.

https://www.ncbi.nlm.nih.gov/pubmed/15646266

(407) Umwidmung von Medikamenten in der Onkologie (ReDO) -Mebendazol als Anti-Krebs-Mittel

https://www.ncbi.nlm.nih.gov/pmc/articles/PMC4096024/

(408) Reposition des anthelmintischen Medikaments Mebendazol zur Behandlung von Darmkrebs

https://www.ncbi.nlm.nih.gov/pmc/articles/PMC3825534/

(409) Targeting akuter myeloischer Leukämie durch medikamenteninduzierten c-MYB-Abbau

https://www.nature.com/articles/leu2017317

(410) Mebendazol-Monotherapie und langfristige Krankheitskontrolle bei metastasierendem adrenokortikalem Karzinom.

https://www.ncbi.nlm.nih.gov/pubmed/21454232

(411) Die intravenöse Verabreichung von Manukahonig hemmt das Tumorwachstum

https://www.ncbi.nlm.nih.gov/pubmed/23409104

(412) Entgiftende krebserregende Mittel zur Vorbeugung von Krebs

https://www.ncbi.nlm.nih.gov/pubmed/15035900

(413) Induktion von Apoptose durch Calcium-D-Glucarat in 7,12-Dimethylbenz [a] anthracen-exponierter Mäusehaut.

https://www.ncbi.nlm.nih.gov/pubmed/17725531

(414) Die inhibitorische Wirkung von Leinsamen auf das Wachstum und die Metastasierung von Östrogenrezeptor-negativen menschlichen Brustkrebs-Xenotransplantaten wird sowohl ihren Lignan- als auch Ölkomponenten zugeschrieben.

https://www.ncbi.nlm.nih.gov/pubmed/15849746

(415) Metastasierung von menschlichem Brustkrebs und reguliert die Expression von insulinähnlichem Wachstumsfaktor und epidermalem Wachstumsfaktor-Rezeptor herunter.

https://www.ncbi.nlm.nih.gov/pubmed/12588699

(416) Leinsamenöl reduziert das Wachstum von menschlichen Brusttumoren (MCF-7) bei hohen Spiegeln von zirkulierendem Östrogen.

https://www.ncbi.nlm.nih.gov/pubmed/20425756

(417) Flachs und Brustkrebs: Eine systematische Überprüfung.

https://www.ncbi.nlm.nih.gov/pubmed/24013641

(418) Jod und Brustkrebs.

https://www.ncbi.nlm.nih.gov/pubmed/343535

(419) Harn-Jod-Konzentrationen bei Krebspatienten

https://www.ncbi.nlm.nih.gov/pmc/articles/PMC5464505/

(420) Änderungen in diätetischem Jod erklärt zunehmende Inzidenz von Brustkrebs mit Fernbeteiligung bei jungen Frauen

https://www.ncbi.nlm.nih.gov/pmc/articles/PMC5327366/

(421) Quercetin interagiert direkt mit Vitamin-D-Rezeptor (VDR): Strukturelle Implikation der VDR-Aktivierung durch Quercetin

https://www.ncbi.nlm.nih.gov/pmc/articles/PMC4774501/

(422) Auswirkungen von Quercetin auf die Proliferation von Brustkrebszellen und die Expression von Survivin in vitro

https://www.ncbi.nlm.nih.gov/pmc/articles/PMC3820718/

(423) Das Flavonoid Quercetin hemmt das Wachstum von Pankreaskrebs in vitro und in vivo.

https://www.ncbi.nlm.nih.gov/pubmed/23000892

(424) Amygdalin reguliert Apoptose und Adhäsion in Hs578T

Dreifach negative Brustkrebszellen

https://www.ncbi.nlm.nih.gov/pmc/articles/PMC4703354/

(425) Amygdalin induziert Apoptose durch Regulation von Bax- und Bcl-2-Expression in menschlichen DU145- und LNCaP-Prostatakrebszellen.

https://www.ncbi.nlm.nih.gov/pubmed/16880611

(426) Amygdalin blockiert das Blasenkrebs-Zellwachstum in vitro, indem es Cyclin A und cdk2 verringert

http://journals.plos.org/plosone/article?id=10.1371/journal.pone.0105590

(427) Gerstengras-Extrakt verursacht die Apoptose von Krebszellen durch Erhöhung der intrazellulären Produktion reaktiver Sauerstoffspezies

https://www.ncbi.nlm.nih.gov/pmc/articles/PMC5449973/

(428) Suche in der Mutter Natur nach Anti- Krebs- Aktivität: anti-proliferative und pro-apoptotische Wirkung, die durch grüne Gerste auf Leukämie / Lymphom-Zellen hervorgerufen wird.

https://www.ncbi.nlm.nih.gov/pubmed/24039967/

(429) Weizengras: Grünes Blut kann helfen, Krebs zu bekämpfen

https://www.ncbi.nlm.nih.gov/pmc/articles/PMC5534514/

(430) Eine ökologische Studie der Assoziation zwischen Opiatkonsum und Inzidenz von Krebserkrankungen

https://www.ncbi.nlm.nih.gov/pmc/articles/PMC5554805/

(431) Niedrig dosiertes Naltrexon und Lungenkrebs: Ein Fallbericht und eine Diskussion

https://www.ncbi.nlm.nih.gov/pmc/articles/PMC6126779/

(432) Niedrig dosiertes Naltrexon unterdrückt Eierstockkrebs und zeigt in Kombination mit Cisplatin eine verstärkte Hemmung

https://pubmed.ncbi.nlm.nih.gov/21685240/

(433) Niedrig dosiertes Naltrexon hemmt das Fortschreiten von Darmkrebs und fördert die Apoptose

https://pubmed.ncbi.nlm.nih.gov/32171145/

(434) Die Antikrebseigenschaften und Wirkmechanismen von Sesamin, einem Lignan in Sesamsamen (Sesamum indicum)

https://pubmed.ncbi.nlm.nih.gov/29032105/

(435) Mechanismen, die die synergistischen Antikrebseffekte einer kombinierten Behandlung mit γ-Tocotrienol und Sesamin vermitteln

https://pubmed.ncbi.nlm.nih.gov/22987298/

(436) Sesamin induziert Autophagie in Darmkrebszellen, indem es die Tyrosinphosphorylierung von EphA1 und EphB2 reduziert

https://pubmed.ncbi.nlm.nih.gov/21503576/

(437) Sesamin induziert einen Zellzyklusstillstand und eine Apoptose durch die Hemmung des Signalwandlers und des Aktivators der Transkriptions-3-Signalübertragung in der menschlichen hepatozellulären Karzinomzelllinie HepG2

https://pubmed.ncbi.nlm.nih.gov/24088253/

(438) Lunasin ist in Gerste weit verbreitet und in In-vivo- und In-Vitro-Studien bioverfügbar und bioaktiv

https://www.researchgate.net/publication/47702015_Lunasin_Is_Prevalent_in_Barley_and_Is_Bioavailable_and_Bioactive_in_In_Vivo_and_In_Vitro_Studies

(439) Lunasin ist ein neuartiges Therapeutikum gegen Melanomkrebs-Stammzellen

https://pubmed.ncbi.nlm.nih.gov/27566591/

(440) Brustkrebszellen durch Hemmung der Matrix-Metalloproteinase-2 / -9 über die FAK / Akt / ERK- und NF-κB-Signalwege

https://pubmed.ncbi.nlm.nih.gov/27175819/

(441) Selektive Antitumoraktivität von Wogonin gegen den Warburg-Effekt durch Stabilisierung von p53

https://pubmed.ncbi.nlm.nih.gov/30031170/

(442) Therapieeffekte von Wogonin auf Eierstockkrebszellen

https://www.ncbi.nlm.nih.gov/pmc/articles/PMC5664191/

(443) Wogonin beeinflusst die Proliferation und den Energiestoffwechsel von SGC-7901- und A549-Zellen

https://pubmed.ncbi.nlm.nih.gov/30651880/

(444) Prävention von Wogonin bei der Tumorentstehung von Darmkrebs durch Regulierung der p53-Kerntranslokation

https://www.ncbi.nlm.nih.gov/pmc/articles/PMC6265339/

(500) Die Behandlung mit Ozon / Sauerstoff-Pneumoperitoneum führt zu einer vollständigen Remission von Karzinomen des Kaninchen-Plattenepithelkarzinoms.

https://www.ncbi.nlm.nih.gov/pubmed/18224691

(501) Ozon hemmt selektiv das Wachstum von menschlichen Krebszellen.

https://www.ncbi.nlm.nih.gov/pubmed/7403859

(502) Ozontherapie: Eine klinische Überprüfung

https://www.ncbi.nlm.nih.gov/pmc/articles/PMC3312702/

(503) Wirkungsmechanismen der Ozon-Therapie: Wird Heilung durch einen leichten oxidativen Stress induziert?

https://www.ncbi.nlm.nih.gov/pmc/articles/PMC3298518/

(504) Die Sicherheits- und Antitumorwirkungen von ozoniertem Wasser in vivo

https://www.ncbi.nlm.nih.gov/pmc/articles/PMC4632793/

(505) Die Rolle von Salvestrolen bei der Prävention und Behandlung von Krebs

https://www.orthokennis.nl/artikelen/the-role-of-salvestrols-in-the-prevention-and-treatment-of-cancer

(600) Cadmium overload and toxicity

https://www.ncbi.nlm.nih.gov/pubmed/11904357

(601) Cadmium and cancer

https://www.ncbi.nlm.nih.gov/pubmed/23430782

(602) Toxicity of lead: A review with recent updates

https://www.ncbi.nlm.nih.gov/pmc/articles/PMC3485653/

(603) Lead Contamination in Cocoa and Cocoa Products: Isotopic Evidence of Global Contamination

https://www.ncbi.nlm.nih.gov/pmc/articles/PMC1281277/

(604) Eine Phase-I-Studie zur Sicherheit, Pharmakokinetik und Pharmakodynamik vor der Operation von Vitamin E δ-Tocotrienol bei Patienten mit duktaler Pankreas-Neoplasie

https://www.thelancet.com/journals/ebiom/article/PIIS2352-3964(15)30207-3/fulltext

(605) Gamma-Tocotrienol hemmt den Signalweg zwischen Kernfaktor und kappaB durch Hemmung des Rezeptor-interagierenden Proteins und von TAK1, was zur

Unterdrückung von antiapoptotischen Genprodukten und zur Potenzierung der Apoptose führt

https://pubmed.ncbi.nlm.nih.gov/17114179/

(606) Induktion der Apoptose in menschlichen Brustkrebszellen durch Tocopherole und Tocotrienole

https://pubmed.ncbi.nlm.nih.gov/10227040/

(607) Antikrebseigenschaften von Tocotrienolen: Ein Überblick über zelluläre Mechanismen und molekulare Ziele

https://pubmed.ncbi.nlm.nih.gov/30066964/

(701) The role of modified citrus pectin as an effective chelator of lead in children hospitalized with toxic lead levels.

https://www.ncbi.nlm.nih.gov/pubmed/18616067

(702) Integrative Medizin und die Rolle der modifizierten Zitrus Pektin / Alginate in Schwermetall-Chelat und Entgiftung - fünf Fallberichte.

https://www.ncbi.nlm.nih.gov/pubmed/18219211

(703) Die Wirkung von modifiziertem Zitruspektin auf die Harnausscheidung von toxischen Elementen.

https://www.ncbi.nlm.nih.gov/pubmed/16835878

(704) Modifizierte Zitruspektin antimetastatischen Eigenschaften: eine Kugel, mehrere Ziele

https://www.ncbi.nlm.nih.gov/pmc/articles/PMC2782490/

(705) Antikrebsaktivitäten von pH- oder hitzemodifiziertem Pektin

https://www.ncbi.nlm.nih.gov/pmc/articles/PMC3792700/

(706) Hitze-modifiziertes Zitruspektin induziert Apoptose-ähnlichen Zelltod und Autophagie in HepG2- und A549-Krebszellen.

https://www.ncbi.nlm.nih.gov/pubmed/25794149

(707) PectaSol-C-modifiziertes Citruspektin induziert Apoptose und Proliferationshemmung in humanen und murinen androgenabhängigen und -unabhängigen Prostatakrebszellen

https://www.ncbi.nlm.nih.gov/pubmed/20462856

(708) Hemmung des menschlichen Krebszellenwachstums und der Metastasierung bei Nacktmäusen durch orale Aufnahme von modifiziertem Zitruspektin.

https://www.ncbi.nlm.nih.gov/pubmed/12488479

(780) Ellaginsäure hemmt das Wachstum von menschlichem Bauchspeicheldrüsenkrebs bei Balb-Nacktmäusen

https://pubmed.ncbi.nlm.nih.gov/23684930/

(781) Ellagitannine in der Krebschemoprävention und -therapie

https://www.ncbi.nlm.nih.gov/pmc/articles/PMC4885066/

(782) Forschungsfortschritt zu den krebserregenden Wirkungen und Mechanismen von Ellagsäure

https://www.ncbi.nlm.nih.gov/pmc/articles/PMC4069806/

(783) Experimenteller Nachweis der antitumoralen, antimetastatischen und antiangiogenen Aktivität von Ellaginsäure

https://www.ncbi.nlm.nih.gov/pmc/articles/PMC6266224/

(790) Kontrolle des Hirntumorwachstums durch Reaktivierung myeloider Zellen mit Niacin

https://pubmed.ncbi.nlm.nih.gov/32238578/

(791) A Phase 3 Randomized Trial of Nicotinamide for Skin-Cancer Chemoprevention

https://pubmed.ncbi.nlm.nih.gov/26488693/

(800) Methadon als "Tumor Theralgesic" gegen Krebs

https://www.ncbi.nlm.nih.gov/pmc/articles/PMC5671505/

(801) Nichtkonventionelle Opioidbindungsstellen vermitteln wachstumshemmende Wirkungen von Methadon auf menschliche Lungenkrebszellen.

https://www.ncbi.nlm.nih.gov/pubmed/1311082/

(802) Antikrebseffekte von Salvia miltiorrhiza- Alkoholextrakt auf orale Plattenepithelkarzinomzellen:

https://www.ncbi.nlm.nih.gov/pmc/articles/PMC5303586/

(803) Danshen verbessert das Überleben von Patienten mit Brustkrebs:

https://www.ncbi.nlm.nih.gov/pmc/articles/PMC6836808/

(804) Die Wechseljahre erhöhen das Eisenspeicherprotein Ferritin in der Haut

http://europepmc.org/article/med/23752032

(805) alpha-Liponsäure reduziert die Eisen-induzierte Toxizität und den oxidativen Stress in einem Modell der Eisenüberladung

https://pubmed.ncbi.nlm.nih.gov/30708965/

(806) Knoblauch (Allium Sativum L.) als potenzielles Gegenmittel gegen Cadmium- und Bleivergiftung: Verteilung und Analyse von Cadmium und Blei in verschiedenen Mäuseorganen

https://pubmed.ncbi.nlm.nih.gov/17916975/

(807) Aus Knoblauch gewonnenes Natrium-2-propenylthiosulfat induziert Phase-II-Entgiftungsenzyme in Ratten-Hepatom-H4IIE-Zellen

https://pubmed.ncbi.nlm.nih.gov/20650352/

(808) Das Antikrebspotential von hausgemachtem frischem Knoblauchextrakt hängt mit einem erhöhten Stress des endoplasmatischen Retikulums zusammen

https://www.ncbi.nlm.nih.gov/pmc/articles/PMC5946235/

(809) Beziehung zwischen Selen, Blei und Quecksilber in roten Blutkörperchen saudischer autistischer Kinder

https://link.springer.com/article/10.1007/s11011-017-9996-1

(810) Die Ergänzung mit organischem Selen erhöht die Quecksilberausscheidung und verringert den oxidativen Schaden bei Bewohnern, die langfristig Quecksilber ausgesetzt sind, aus Wanshan, China

https://www.semanticscholar.org/paper/Organic-selenium-supplementation-increases-mercury-Li-Dong/80674a6e70e01d9445ba6a1ee9bae68a94486bb9

(V46) Magnesium-Aufnahme ist umgekehrt mit Koronararterienverkalkung assoziiert: die Framingham Herzstudie

https://www.ncbi.nlm.nih.gov/pubmed/24290571

(V47) Weichgewebeverkalkung mit lokaler und oraler Magnesiumtherapie behandelt.

https://www.ncbi.nlm.nih.gov/pubmed/2133625

(V48) Untersuchung der Magnesium-Bioverfügbarkeit aus zehn organischen und anorganischen Mg-Salzen bei Mg-abgereicherten Ratten unter Verwendung eines stabilen Isotopenansatzes

https://www.ncbi.nlm.nih.gov/pubmed/16548135

(V49) Bioverfügbarkeit von US-kommerziellen Magnesiumpräparaten.

https://www.ncbi.nlm.nih.gov/pubmed/11794633

(V50) Magnesium Bioverfügbarkeit aus Mineralwasser. Eine Studie bei erwachsenen Männern

https://www.ncbi.nlm.nih.gov/pubmed/12001016

(V51) Mg Citrat fand mehr bioverfügbar als andere Mg-Präparate in einer randomisierten, doppelblinden Studie.

https://www.ncbi.nlm.nih.gov/pubmed/14596323

(V52) Magnesium-Bioverfügbarkeit aus Magnesiumcitrat und Magnesiumoxid.

https://www.ncbi.nlm.nih.gov/pubmed/2407766

(V57) Inositol und Pantothensäure:

https://www.ncbi.nlm.nih.gov/pmc/articles/PMC2135247/

(V58) Phytat (Myo-Inositol-Hexakisphosphat) hemmt kardiovaskuläre Verkalkungen bei Ratten

https://www.ncbi.nlm.nih.gov/pubmed/16146720

(V59) Diätetisches Myo-Inositol-Hexaphosphat verhindert dystrophische Verkalkungen in Weichgeweben: eine Pilotstudie bei Wistar-Ratten.

https://www.ncbi.nlm.nih.gov/pubmed/15102518

(V60) Phytat reduziert altersbedingte Herz-Kreislauf-Verkalkung.

https://www.ncbi.nlm.nih.gov/pubmed/18508720

(V61) Studie einer Myo-Inositol-Hexaphosphat-basierten Creme zur Vermeidung von dystrophischen Calcinose cutis.

https://www.ncbi.nlm.nih.gov/pubmed/15888163

(V62) Diätetisches l- Lysin verhindert arterielle Verkalkung bei Adenin-induzierten Uremic-Ratten

https://www.ncbi.nlm.nih.gov/pmc/articles/PMC4147981/

(V63) Vitamin D Toxizität bei Erwachsenen: Eine Fallreihe aus einem Bereich mit endemischer Hypovitaminose D:

https://www.ncbi.nlm.nih.gov/pmc/articles/PMC3191699/

(V64) Einnahme und Quellen von Phylloquinon (Vitamin K (1) bei 4-jährigen britischen Kindern: Vergleich zwischen 1950 und den 1990er Jahren.

https://www.ncbi.nlm.nih.gov/pubmed/15877910

(V65) Verbände der diätetischen Kalziumzufuhr und Kalziumergänzung mit Myokardinfarkt und Schlaganfallrisiko und Gesamt-Herz-Kreislauf-Mortalität in der Heidelberger Kohorte der Europäischen Studieninteresses zur Krebs- und Ernährungsstudie (EPIC-Heidelberg).

https://www.ncbi.nlm.nih.gov/pubmed/22626900

(V66) Regression der Warfarin-induzierten medialen Elastocalcinose durch hohe Aufnahme von Vitamin K bei Ratten

https://www.ncbi.nlm.nih.gov/pubmed/17138823

Bildnachweise

Coverfoto Vorderseite (Medizin aus der Natur): © stockWERK, Fotolia.com

Für alle anderen Fotos in diesem Buch und dem Cover:

Images licensed by Ingram Image

Impressum

Herstellung und Verlag:
BoD – Books on Demand, Norderstedt

Autor & Herausgeber:
Christian Meyer-Esch
Insider-Heilverfahren.com,
e-Mail: mail@insider-heilverfahren.com

Über den Autor
Christian Meyer-Esch beschäftigt sich seit 17 Jahren intensiv mit alternativer und ganzheitlicher Medizin.
Er sucht nach wissenschaftlichen Studien und Erfahrungsberichten weltweit, um Lösungen, insbesondere für schwer behandelbare Krankheiten zu finden. Zu seinem Schwerpunkt zählt vor allem die Ursachenforschung.

Copyright © 2021
Christian Meyer-Esch
Alle Rechte vorbehalten

Bei Fragen und Anregungen, senden Sie mir gerne eine e-Mail:

mail@insider-heilverfahren.com

Platz für Notizen